Vom Reizdarm zum

Wohlfühldarm

Darmweh *ade* -

Dauerhaft *zufrieden* und *schmerzfrei*

Dieter Röhmwohl

1. Auflage 2020

Bibliografische Information der Deutschen Nationalbibliothek

Die Deutsche Nationalbibliothek verzeichnet diese Publikation in der deutschen Nationalbibliografie; detaillierte Daten sind im Internet abrufbar über: *https://dnb.dnb.de*[1]

Für Fragen und Anregungen:
dieter.roehmwohl@tutanota.de

Cover und Layout: Cherub
Lektorat & Korrektorat: Heike Baumeister

eBook ASIN: B08FJGQD4G
Softcover ISBN: 978-3-9821940-0-4
Hardcover ISBN: 978-3-752984-27-9

Weitere Informationen zum Autor findest Du unter:
Lovelybooks: https://www.lovelybooks.de/autor/Dieter-R%C3%B6hmwohl/[2]
Facebook: https://www.facebook.com/dieter.roehmwohl/[3]
Amazon: https://www.amazon.de/Dieter-R%C3%B6hmwohl/e/B08FJKHS18[4]
Instagram: https://instagram.com/dieter.roehmwohl[5]

---

[1] https://dnb.dnb.de

[2] https://www.lovelybooks.de/autor/Dieter-R%C3%B6hmwohl/

[3] https://www.facebook.com/dieter.roehmwohl/

[4] https://www.amazon.de/Dieter-R%C3%B6hmwohl/e/B08FJKHS18

[5] https://instagram.com/dieter.roehmwohl

Inhalt

4

Vorwort

Vielen Dank, dass Du dieses Buch gekauft hast. Ich bin Dieter Röhmwohl, Jahrgang 1975, und möchte Dir kurz meine Geschichte erzählen:

In meiner Teenagerzeit hatte ich sehr oft mit Übelkeit, Bauchschmerzen, Blähungen, Durchfall oder Verstopfung zu kämpfen, konnte deshalb manchmal gar nicht in die Schule.
Ständige Arztbesuche gehörten für mich zum Alltag, ebenso wie der häufige Gang zur Toilette, was mir in manchen Situationen – vor allem in der Pubertät und vor meinen Freunden – überaus peinlich war.
Zuerst schob man diese Beschwerden auf die Pubertät, dann wurde mir sogar unterstellt, dass ich einfach keine Lust auf Schule habe und deshalb Magen- bzw. Bauchschmerzen vorgab, denn mit meinen Organen war offensichtlich alles in Ordnung.

Als jedoch mein Leidensdruck immer mehr zunahm, für mich fast unerträglich wurde und ich und meine Eltern uns mit den oben genannten „Vermutungen" nicht zufrieden geben wollten, fanden wir schließlich einen Arzt, der umfangreichere Untersuchungen durchführte und mir dann eine Nahrungsmittelunverträglichkeit diagnostizierte, woraufhin ich meine Ernährung umstellte und verschiedene Medikamente verschrieben bekam.

Jedoch brachte auch das bedauerlicherweise nicht den Erfolg, den ich mir erhofft hatte. Zwar wurden die Beschwerden etwas besser, aber ich fühlte mich noch immer in meinem Leben eingeschränkt, hatte öfters Schmerzen, litt an Unwohlsein. Irgendetwas „passte" einfach nicht.

In der Hoffnung, dass meine Beschwerden irgendwann doch noch besser werden, im Idealfall sogar ganz verschwinden, probierte ich weiter die verschiedensten Dinge aus.

Jedoch brachte all das nicht das von mir erhoffte Ergebnis – ein normales Leben ohne Schmerzen und Einschränkungen.

Damit wollte und konnte ich mich nicht abfinden, gab nicht auf und suchte weiter nach Lösungsmöglichkeiten.

Inzwischen stand auch die Diagnose „Reizdarm" im Raum, allerdings konnte mir keiner eine genaue Ursache für dieses Leiden nennen, mir nicht konkret sagen, woher das kam.

Irgendwann entschloss ich mich dann zu einer umfangreichen Darmsanierung und – ich konnte es kaum glauben – es trat tatsächlich dadurch eine deutliche Verbesserung ein!
Ich fühlte mich nach vielen Jahren Leidenszeit wieder wohl, war nahezu schmerzfrei und konnte ein weitestgehend normales Leben führen.

******

Lange Zeit wurde der Darm nur als ein „Schlauch zur Beförderung der zu verdauenden Nahrung" angesehen, heute jedoch weiß man, dass er für die körperliche Gesundheit und unser Wohlbefinden essenziell wichtig ist – und zwar in wesentlich größerem Umfang als viele denken.
Tatsächlich melden sich nämlich viele Gesundheitsprobleme zuallererst durch Darmbeschwerden zu Wort.

Der Darm ist das größte Organ des Menschen und ständig in Bewegung.

Allerdings liegt er nun mal „unterhalb der Gürtellinie" und ist bei vielen Menschen deshalb noch immer ein Tabu-Thema, über das sie gar nicht oder nur sehr ungern sprechen.

Auch gehen viele noch immer nicht oder nur unregelmäßig zur Darmkrebsvorsorge.

Umso mehr ist es mir ein Anliegen, mit diesem Buch auch das Bewusstsein dafür zu erhöhen, wie wichtig eine regelmäßige Darmkrebsvorsorge ist, denn annähernd die Hälfte aller Darmkrebsfälle könnte durch eine regelmäßige Vorsorgeuntersuchung frühzeitig erkannt und behandelt werden.

Die Darmgesundheit bzw. eine intakte Darmflora kann – wie ich aus eigener Erfahrung weiß – sehr gut durch eine **Darmsanierung** in regelmäßigen Abständen unterstützt und gestärkt werden, im Krankheitsfall kann sie sogar die Genesung beschleunigen.

Ich bin heute unglaublich dankbar für all das, was ich seit meiner Teenagerzeit in Bezug auf meine Darmgesundheit erlebt und gelernt habe und vor allem dafür, dass es mir heute wieder richtig gut geht und habe mich deshalb dazu entschlossen, mein Wissen, meine Erfahrungen und meine

Erkenntnisse an andere Menschen mit den gleichen Problemen weiterzugeben in Form von Büchern, um ihnen damit zu helfen, ihre Beschwerden deutlich schneller los zu werden, als es bei mir der Fall war.

Mein Fokus liegt dabei auf der praxisnahen Herangehensweise und einfach verständlichen und umsetzbaren Methoden.

Es freut mich sehr, dass ich schon mehreren Hundert Betroffenen helfen konnte, ihre Probleme in den Griff zu bekommen, wie sie mir in unzähligen E-Mails und Briefen immer wieder bestätigen.

Alle wichtigen Informationen und viele wertvolle Tipps wie aus einem Reizdarm ein Wohlfühldarm werden kann, wie man den Darm dauerhaft gesund erhalten und bei seiner wichtigen Arbeit unterstützen kann, wie eine professionelle Darmsanierung funktioniert und Du so Deine Lebensqualität deutlich steigern kannst, findest Du in diesem Buch.

Ich wünsche Dir viel Freude beim Lesen und Umsetzen.

Auf eines möchte ich hier an dieser Stelle jedoch noch ausdrücklich hinweisen:
Dieses Buch und die Ratschläge darin ersetzen keinesfalls ein Gespräch mit einem Arzt bzw. Facharzt! Bei massiven Beschwerden rate ich Dir dringend an, einen solchen unbedingt zu Rate zu ziehen!

Ergänzend zum Buch gibt es Yoga-Übungen, die Du im letzten Drittel des Buches findest.
Damit Du die Übungen so einfach wie möglich nachmachen kannst, habe ich Dir die diese grafisch dargestellt. Um Dein Lesegerät nicht ständig mitschleppen zu müssen, kannst Du Dir die Übungen als druckfertiges PDF über folgenden QR-Code herunterladen:
(Alternativ kann auch der Link darunter eingetippt werden)

www.bit.ly/bonuswohlfühldarm[6]

Dein
Dieter Röhmwohl

---

[6] https:// bit.ly/bonuswohlfühldarm

Der Darm – ein „zweites Gehirn"!?

Die Forschung befasst sich schon länger mit der Frage, ob der Darm „ein zweites Gehirn" ist.

Dies deshalb, weil dieses Bauchorgan über eine ungewöhnliche Fähigkeit verfügt:

In wissenschaftlichen Untersuchungen stellte man fest, dass sich ein in einer Petrischale isolierter Darm dennoch rhythmisch und ringförmig weiter zusammenzieht, um den Darminhalt zu transportieren.

Die Schlussfolgerung davon ist, *dass der Darm als einziges Organ im Körper keine Steuerung durch das Gehirn benötigt, sondern völlig selbständig arbeitet.*

Und dennoch hängt beides ganz eng zusammen – Bauch und Kopf oder besser Darm und Psyche.

Es wurde festgestellt, dass das Nervensystem bzw. das Nervenzentrum im Darm aus demselben Gewebe entsteht wie das im Kopf.

Dieses Gewebe ist durchzogen von unzähligen millimeterkleinen Schaltkreisen, bestehend aus Millionen von Nervenzellen, die für den Weitertransport des Nahrungsbreis im Darm sorgen. Aber nicht nur das ist ihre Aufgabe.

Vielmehr sind diese „Sensoren des Darm-Hirns" auch dafür zuständig herauszufinden, welche Bakterien sich im Darm gerade vermehren, welche Substanzen ausgeschieden werden sollen und wie sich der Nahrungsbrei im Darm chemisch zusammensetzt.

Aufgrund dieser Informationen trifft dann das „Darm-Hirn" – völlig unabhängig von unserem Kopf-Hirn – Entscheidungen, welche Stoffe unser Körper benötigt und welche abtransportiert werden, ebenso steuert es den Blutfluss.

Da das Darm-Hirn und das Kopf-Hirn ziemlich ähnlich aufgebaut sind, haben sie die gleichen Nervenzell-Typen und sämtliche Neurotransmitter des Kopf-Hirns wie z.B. Serotonin und Dopamin strömen auch durch den Darm. Mit Hilfe dieser Botenstoffe kommunizieren das Darm- und das Kopf-Hirn ständig miteinander.

Ging man früher davon aus, dass das Kopf-Hirn mehr an das Darm-Hirn sendet, wurde in neueren Untersuchungen jedoch festgestellt, dass annähernd 90% der Informationen vom Darm-Hirn an das Kopf-Hirn gesendet werden.

Dieser Austausch von Informationen zwischen Darm-Hirn und Kopf-Hirn ist für uns überlebenswichtig, denn nur wenn beide als „Team" zusammenarbeiten, kann der Energiehaushalt des Körpers von den beiden Nervensystemen optimal gesteuert werden.

Die Forschung beschäftigt sich seit mehreren Jahren intensiv mit dieser Thematik, daraus ist sogar ein neues Forschungsgebiet entstanden – die **Neurogastroenterologie.**

Je mehr sich die Wissenschaftler mit der Thematik befassen und die Verhältnisse im Darm untersuchen, desto länger wird die Liste der Krankheiten, die möglicherweise von den Darmbakterien beeinflusst werden können. Hier seien erwähnt die chronisch entzündlichen Darmkrankheiten *Reizdarm*, *Colitis Ulcerosa*, *Morbus Crohn* oder auch der *„löchrige Darm"* (*leaky gut*).

Ebenfalls stehen auf der Liste auch Autoimmunkrankheiten an ganz anderen Körperstellen wie z.B. Diabetes, Rheuma, multiple Sklerose oder Arthritis.

Weiter wurde festgestellt, dass bei psychiatrischen Leiden wie z.B. Alzheimer die Darmbesiedlung der Betroffenen deutlich verändert ist.

Darm und Darmflora – Aufbau und Funktion

Mit einer Länge von 7,5 m und einer Oberflächengröße von rund 32 m² ist der **Darm** *(Intestinum)* das größte Organ im menschlichen Körper.

Als essenzieller Bestandteil des Verdauungstraktes ist er für die Nährstoffaufnahme unerlässlich. Allerdings hängt vom Darm noch wesentlich mehr ab als die bloße Nahrungsmittelverwertung. Denn jeder einzelne Darmabschnitt besitzt individuelle Aufgaben, die in ihrer Gesamtheit den Erhalt überlebenswichtiger Körperfunktionen entscheidend mitbestimmen.

Angefangen beim **Dünndarm** *(Intestinum tenue)*, in dem die eigentliche Nährstoffgewinnung stattfindet, wird schnell klar, weshalb eine störungsfreie Darmtätigkeit so wichtig ist.
Von Kohlenhydraten und Proteinen über Vitamine bis hin zu Fetten entzieht der Dünndarm dem Nahrungsbrei einen Großteil seiner Nährstoffe und gibt sie über die Blutgefäße der Darmwände an den Blutkreislauf weiter.

Für die Verdauung von Nahrungsmittelfetten im Speziellen ist diesbezüglich der **Zwölffingerdarm** *(Duodenum)* verantwortlich. Er bildet den ersten Abschnitt des Dünndarms und speichert die in der Leber produzierte Gallensäure ein, die zur Aufspaltung von Nahrungsfetten benötigt wird.

Nach seinem Zwischenstopp im Dünndarm gelangt der Nahrungsbrei dank schubweiser Bewegungen der Darmperistaltik weiter in den **Dickdarm** *(Intestinum crassum)*.

Im Hauptabschnitt des Dickdarms wird dem Nahrungsbrei Flüssigkeit entzogen, wodurch seine Konsistenz fester wird. Der so entstehende Kot wird anschließend bis zur Ausscheidung im **Grimmdarm** *(Colon)* eingelagert. Dieser entleert sich in regelmäßigen Abständen, wobei abermals die Darmperistaltik eine wichtige Rolle spielt. Ihr ist es nämlich zu verdanken, dass der Darm durch sein Bewegungsverhalten den Nahrungs-brei vom Magen aus durch den Rest des Verdauungstraktes schleust und dabei die Nährstoffgewinnung als essenzielle Aufgabe des Darms überhaupt vollziehen kann.

Der Begriff **Darmperistaltik** bezeichnet die Gesamtheit aller Kontraktionsbewegungen, die von den Darmmuskeln ausgehen.

Ihnen gehen zunächst entsprechende Nerven-reize von den Darmnerven voraus, die kon-tinuierlich Bewegungssignale an die Darm-muskulatur aussenden und sie so stimulieren. Auf diese Weise entstehen rhythmische Muskel-kontraktionen, die synchrone Darmbewegungen auslösen.

Die Bewegungsintervalle, die durch das Kon-traktionsverhalten der Darmmuskulatur zustande kommen, sorgen dafür, dass der Stuhl über die Darmwindungen schubweise gen Grimmdarm befördert wird, der sich in regelmäßigen Abständen entleert und so die Kotausscheidung über den **Enddarm** *(Rectum)* erzeugt.

Das Zusammenspiel von Darmnerven und Darmmuskulatur ist im Rahmen der Darm-peristaltik also für mehr oder weniger routinierte Stuhlgänge verantwortlich, vorausgesetzt Mus-keln und Nerven funktionieren störungsfrei. Anhaltende Darmkrämpfe, die durch nervliche Beschwerden im Darmbereich ausgelöst werden, sorgen deshalb neben heftigen Bauchschmerzen auch unweigerlich für Verdauungsprobleme in Form von Verstopfung und Stuhlverhalt.

Zusätzlich zu seiner Verdauungsfunktion hat der Dickdarm noch eine weitere Aufgabe.

Sie liegt im Zuständigkeitsbereich des blinden Endes am Anfang des Dickdarms, dessen Bedeutung für die Immunfunktion des Körpers häufig unterschätzt wird.

Die Rede ist vom unscheinbaren und doch äußerst wirkungsvollen **Blinddarm** *(Caecum)*, der jüngsten Forschungsergebnissen zufolge ähnlich wie die Gaumenmandeln ein wichtiger Bestandteil des adaptiven Immunsystems ist.

Im Falle der Gaumenmandeln werden Sekret-proben aus dem Mund- und Rachenraum gesammelt, analysiert und die so gewonnenen Informationen zum Immunstatus der Mundhöhle an das Lymphsystem weitergeben. In den Lymphknoten werden die Immunsignale dann zur Krankheitsprävention genutzt und auf ihrer Grundlage bei Bedarf Antikörper gegen Krank-heitserreger gebildet.

Auch der Blinddarm weist laut einer Studie der *Midwestern University in Glendale, USA*[7] erhöhte Vorkommen von Lymphgewebe auf, das folglich analytische Aufgaben im Darm übernimmt.

Zuvor hatte ein Forschungsteam des Winthrop-University Hospital in New York bereits heraus-gefunden, dass Menschen, bei denen der Blind-

---

[7] Science Daily:
https://www.sciencedaily.com/releases/2017/01/170109162333.htm

darm entfernt wurde, deutlich öfter an Darm-
infektionen erkranken.[8]

Der Blinddarm nimmt somit erwiesenermaßen
Einfluss auf die Funktionalität des Immunsystems.

Und er kann noch mehr: Als Rückzugsort für
Darmbakterien ist der Blinddarm darüber hinaus
Garant für eine gesunde Neubesiedelung der
Darmflora nach einer schweren Erkrankung.

Darmbakterien und ihre Gesundheitsfunktion

Sowohl Dünn- als auch Dickdarm sind von der
sogenannten *Darmflora (Intestinalflora)* be-
siedelt.

Hinter dem Begriff verbirgt sich ein natürlicher
Verbund aus Mikroorganismen, die mit dem
Menschen eine Symbiose zum beidseitigen
Vorteil eingegangen sind. Wie genau sich diese
Wechselbeziehung zwischen Mensch und
Mikroorganismen gestaltet, ist noch nicht gänzlich
erforscht. Bekannt ist jedoch, dass die darm-
eigenen Mikroorganismen die Verdauung
anregen, bei der Aufspaltung von Nährstoffen

---

[8] Science Direct:
https://www.sciencedirect.com/science/article/abs/pii/S1542356
511005805

helfen und sogar in der Bekämpfung von Infektionserregern eine wichtige Rolle spielen.

Mehr noch, wie bereits erwähnt deutet nach jüngstem Stand der Forschung alles darauf hin, dass Veränderungen im bakteriellen Darmmilieu als Indiz für bestimmte Krankheiten wie etwa Arthritis fungieren oder als deren Ursprung zu deuten sind.[9]

In diesem Sinne dient die Darmflora also sogar als Frühwarnsystem und kann zur Krankheitsdiagnose herangezogen werden.

In Anbetracht dieser mannigfaltigen Gesundheitsfunktion liegt es definitiv im menschlichen Interesse, die Darmflora durch gesundheitsfördernde Maßnahmen wie z.B. die Darmsanierung im Gleichgewicht zu halten.

Ein äußerst komplexes Gleichgewicht, denn die Darmflora besteht insgesamt aus schätzungsweise 36.000 Bakterienarten mit rund 1.800 verschiedenen Bakteriengattungen.

Vier Gattungen sind dabei besonders dominant:

- Actinobacteria
- Bacteroidetes
- Firmicutes
- Proteobacteria

---

[9] Pharmazeutische Zeitung: https://www.pharmazeutische-zeitung.de/2013-11/rheumatoide-arthritis-entzuendung-aus-dem-darm/

Vielen bekannt sind hier die sogenannten **Milchsäurebakterien**.
Sie gehören je nach Art meist zu den *Actinobakterien* (z.b. Bifidobakterien) oder *Firmicutes* (z.b. Laktobazillen) und produzieren namensgemäß die für das Darmmilieu wertvolle Milchsäure. Ein Ausscheidungssekret der Milchsäurebakterien, das den pH-Wert des Darms ansäuert und so eine für Krankheitserreger unattraktive Umgebung schafft, wohingegen Darmbakterien auf saurem Nährboden besser gedeihen.
Auch die Darmschleimhaut profitiert von den pH-verändernden Eigenschaften der Milchsäure, wird sie hierdurch doch mit einem natürlichen Abwehrsekret angereichert, das Keimen das Anhaften an den Darmwänden erschwert.

Ein wichtiger Bestandteil der Darmsanierung ist deshalb die gezielte Zufuhr von Milchsäurebakterien und anderen Mikroorganismen der Darmflora mittels *Probiotika*.

Interessanterweise gehören zu den Darmbakterien auch Bakterienstämme wie Enterokokken oder Escherichia coli Bakterien, die uns ansonsten eher als Krankheitserreger bekannt sind. Dazu muss man wissen, dass eine bakterielle Infektionskrankheit oftmals nicht durch das bloße Vorkommen, sondern eine Überpopulation bzw. Verschleppung von Bakterien in bestimmte Körperbereiche ausgelöst wird.

So bedeuten E.coli Bakterien in moderater Population zum Beispiel keine Gefahr, so lange sie sich im Darm aufhalten. Im Gegenteil, sie bekämpfen hier sogar wirksam krankheitserregende Bakterien, indem sie deren Anhaften an die Darmschleimhäute verhindern. Gelangen E.coli Bakterien allerdings in andere Körperregionen, z.B. in die weibliche Scheide, stören sie die dortige Scheidenflora, die einen anderen Aufbau besitzt als die Darmflora.

Die Bakterien wandern dann meist in die Harnwege ein und können eine Harnwegsinfektion verursachen.

Darüber hinaus wird das Bakterium Escherichia coli auch mit chronisch-entzündlichen Darmerkrankungen wie *Morbus Crohn* und *Colitis ulcerosa* in Verbindung gebracht. Hier ist eine Überpopulation des Darms mit E.coli Bakterien für das Krankheitsgeschehen verantwortlich.

Die Besiedelung der Darmbakterien im Verdauungstrakt spielt also eine wichtige Rolle, wenn es um die Vermeidung infektiöser Darmkrankheiten geht.

Gleichwohl sollte nach einer schweren Krankheit, die der Darmflora stark zugesetzt hat, ein gezielter Aufbau des Bakterienmilieus im Darm erfolgen. Ansonsten könnte es durch Darmschwächen zu unliebsamen Folgeinfektionen kommen.

Darmparasiten - ein Risiko für die Darmgesundheit

Neben bakteriellen Erregern können Darminfektionen auch von Viren, Pilzen und Darmparasiten ausgelöst werden. Letztere werden gemeinhin von Würmern (z.b. Fuchsbandwurm) oder Urtierchen bzw. Protozoen (z.b. Amöben) gestellt. Sie gelangen meist durch kontaminierte Nahrung in den Darmtrakt und nisten sich in Folge dort ein.

Man unterscheidet diesbezüglich zwischen zwei Formen parasitärer Infektion:

Präpatente Infektion:
Die Infektionsphase bezeichnet den Zeitraum vom Eindringen des Darmparasiten bis zu dessen vollständiger Entwicklung im Darm.

Patente Infektion:
Der ausgewachsene Parasit beginnt in dieser Phase damit, sich im Darm fortzupflanzen, sodass sich binnen kürzester Zeit auch Eier und Larven des Ursprungsparasiten im Darmtrakt einnisten.

Sowohl das Entwicklungsstadium als auch die Fortpflanzung und Vermehrung von Darmparasiten bedeuten für die Darmflora eine große Belastung.

Zum einen entziehen die Parasiten wie auch ihre Nachkommen dem Darm wichtige Nährstoffe, was die Darmgesundheit schwächt und mitunter sogar zu herben Gewichtsverlusten führen kann.

Zum anderen bedrohen die Parasiten auch das bakterielle Gleichgewicht der Darmflora, was Infektionserkrankungen den Weg ebnet.

Symptome einer Infektion durch Darmparasiten

Typische Symptome einer Infektion durch Darmparasiten sind Verdauungsbeschwerden wie Durchfall, Bauchschmerzen und ein Unwohlsein im Bauchraum.

Hinzu kommen weitere Krankheitssymptome wie Appetitlosigkeit, Kopfschmerzen oder Abgeschlagenheit aufgrund von Nährstoffmangel.

Abermals zeigt sich hieran, wie sehr sich eine Darmerkrankung auf den gesamten Körper auswirken kann.

Die Darmsanierung kommt nun im Falle von Darmparasiten nicht nur zum Einsatz, um nach einer medikamentösen Behandlung die Überreste abgestorbener Parasiten auszuräumen, sondern sie dient gleichzeitig auch der Normalisierung von Verdauungsprozessen, der Wiederherstellung des Gleichgewichts im Darmmilieu sowie der verbesserten Nährstoffzufuhr für den geschwächten Organismus.

Der Reizdarm

Wohl jeder kennt Verdauungsstörungen und gesundheitliche Beeinträchtigungen, für welche es keine organischen Ursachen gibt. Von einer Krankheit wird jedoch erst gesprochen, wenn es sich nicht nur um vorübergehende und vergleichsweise harmlose Beschwerden handelt, sondern diese zu einem Dauerzustand werden und die Betroffenen erheblich in ihrer Lebensqualität einschränken.

Bei einem *Reizdarmsyndrom (RDS)* oder *Colitis irritabile* handelt es sich um eine Funktionsstörung des Darms, es bestehen dabei die unterschiedlichste Magen-Darm-Beschwerden.

In Deutschland leiden ca. 14 Mio. Menschen an chronischen Verdauungsbeschwerden wie Blähungen, Bauchschmerzen, Verstopfung oder Durchfall.
Der Leidensdruck dieser Menschen ist sehr hoch, denn oftmals können bei den üblichen Untersuchungsmethoden die Ursachen für diese Beschwerden nicht gefunden werden.

Dies liegt daran, dass die Betroffenen die Symptome sehr unterschiedlich und individuell wahrnehmen und empfinden, was dem behandelnden Arzt die Diagnose durchaus erschweren kann.

Es bedarf deshalb vieler ausführlicher Untersuchungen und Arztbesuche, bis letztlich dann die Diagnose „Reizdarm" gestellt wird.

Doch was bedeutet dieses Wort bzw. diese Diagnose für die Betroffenen tatsächlich?

Die ganz klare Antwort:

Eine enorme Einschränkung der Lebensqualität – und zwar jeden Tag!!!

Gespräche mit Betroffenen zeigen das ganze Ausmaß:

Weil es keine Pauschallösung für die Erkrankung gibt, sondern sich diese in den unterschiedlichsten Varianten und Beschwerden äußern kann, fühlen sich die Betroffenen von den Ärzten und ihrem Umfeld oft unverstanden, nicht ernst genommen, ja regelrecht hilflos – und sie haben bedauerlicherweise oftmals auch mit Vorurteilen zu kämpfen.

Diese reichen von „Du stresst Dich einfach zu sehr, mach' mal langsamer.", „Reizdarm? Das ist doch alles psychosomatisch. Hast Du psychische Probleme?" bis hin zu „Mit Dir kann man ja nicht normal essen gehen."

Dieses Unverständnis belastet die Betroffenen noch mehr.

Die Beschwerden sind von Fall zu Fall unterschiedlich ausgeprägt.
Manche Betroffenen trauen sich nicht mehr aus dem Haus, weil sie ständig Durchfall haben, Angst, „dass etwas in die Hose geht" und immer eine Toilette in der Nähe haben möchten, andere leiden an Verstopfung, schlimmen Bauchschmerzen, einem Blähbauch bzw. Gasansammlungen im Bauch, Völlegefühl, Müdigkeit, Energielosigkeit und ziehen sich deshalb zurück, werden verschlossen und verlieren jegliche Lebenslust.

Das Reizdarmsyndrom kann in allen Altersgruppen vorkommen, wobei Frauen davon häufiger betroffen sind als Männer.

Es stellt sich die Frage, wo der Ursprung eines gereizten oder entzündeten Darms liegt.
Stress schlägt uns bekanntermaßen auf den Magen, kann dort erhebliche Störungen verursachen, doch auch unsere Stimmungslage insgesamt, unsere Ernährung und die Zusammensetzung der Darmbakterien spielen eine große Rolle.

Wenn dieses „Zusammenspiel" in irgendeinem Bereich gestört ist, nicht miteinander harmoniert, hat das mehr oder weniger große Auswirkungen auf unsere Darmgesundheit.

Die Wechselwirkungen sind unverkennbar! Ist die Darmflora gestört, kann das zu chronischen Entzündungen führen und damit auch zu einem Reizdarm, Allergien oder anderen Erkrankungen.

Das Glückshormon Serotonin wird zum größten Teil im Darm hergestellt. Besteht dort eine Fehlfunktion, kann die Psyche ebenfalls in Mitleidenschaft gezogen werden bis hin zum Entstehen einer Depression.

Schlafstörungen, Bauchschmerzen und/oder Durchfall und Verstopfung können Folgen von Stress oder auch Angst sein, sei es nun in der Schule, bei der Arbeit oder in sonstigen Lebensbereichen, was dann oft die Ursache für Veränderungen in der Darmbesiedlung ist. Nicht selten bestehen diese dann über Jahre, werden jedoch nicht erkannt.

Bei länger andauernden, also chronischen Darmbeschwerden ist deshalb eine umfassende Diagnostik und Therapie nötig, um eventuell vorliegende seelische Konflikte ausfindig zu machen.

Als Beispiel seien hier nur die Bauchschmerzen von Kindern genannt, die nicht zur Schule wollen und denen gesagt wird, das sei doch nur Einbildung. Das Gegenteil ist der Fall: Es liegt oft ein ernstzunehmendes Problem vor, das gelöst werden muss!

Wenn die Beschwerden und ihre Ursachen durch eine ärztliche wie auch gegebenenfalls psychologische Behandlung erkannt und beide Bereiche miteinander sinnvoll verknüpft werden und auch der/die Betroffene aktiv und eigenverantwortlich mitwirkt, das heißt, die Ernährungs- und Lebensgewohnheiten entsprechend verändert, optimiert und krankheitsfördernde Faktoren ausschließt, bestehen sehr gute Erfolgsaussichten auf eine vollständige Genesung und ein beschwerdefreies Leben ohne Reizdarm.

Wann liegt ein Reizdarmsyndrom vor?

Wenn folgende Kriterien erfüllt sind, sprechen Ärzte von einem Reizdarmsyndrom:

- Es bestehen chronische, also über mehr als 12 Wochen andauernde, Beschwerden wie Blähungen, Bauchschmerzen, Völlegefühl und Veränderungen des Stuhlgangs (Durchfall, Verstopfung).
- Der Betroffene ist in seiner Lebensqualität durch diese Beschwerden so stark beeinträchtigt, dass er sich ärztliche Hilfe sucht.
- Andere Krankheiten wie z.b. *Colitis ulcerosa*, *Morbus Crohn* oder *Zöliakie*, die ähnliche Symptome hervorrufen, müssen ausgeschlossen werden können.

Da es keine Testmethode gibt, mit der die Diagnose „Reizdarm" sicher gestellt werden kann, muss mit der sogenannten „Ausschlussdiagnose" vorgegangen werden, das heißt, der Arzt überprüft, welche anderen Erkrankungen neben den drei oben genannten mit ähnlichen Symptomen ausgeschlossen werden können. Dazu zählen zum Beispiel:

☺ Nahrungsmittelunverträglichkeiten
☺ Stoffwechselstörungen der Gallensäuren
☺ Bakterielle Fehlbesiedlung des Darms
☺ Darm-Infektionen (z.B. mit Salmonellen)
☺ Störungen der Schilddrüsenfunktion
☺ Tumore im Magen-Darm-Trakt

Zu den Untersuchungen gehören u.a. eine Laboranalyse von Blut und Urin, eine Stuhlproben-Untersuchung auf diverse Krankheitserreger, eine Darmspiegelung, eine Ultraschalluntersuchung des Bauchraumes und bei Frauen auch eine gynäkologische Untersuchung.

Reizdarm-Symptome

Wie bereits erwähnt, sind die Symptome sehr unterschiedlich ausgeprägt – am Tag meistens stärker als in der Nacht.
Zum Beispiel:

☹ Krampfartige Schmerzen nach dem Essen
☹ Bauchschmerzen und/oder Bauchkrämpfe, die als drückend oder krampfartig erlebt werden und die nach dem Stuhlgang nachlassen
☹ Durchfall oder Verstopfung (auch im Wechsel)
☹ breiiger bis wässriger Stuhl, teils mit Schleimbeimengungen
☹ häufiger, starker und überraschender Stuhldrang
☹ Gefühl der unvollständigen Entleerung des Darms (bei Verstopfung)
☹ Darmgeräusche
☹ Blähungen

☺ Druck-/Völlegefühl

☺ allgemeines Unwohlsein und Abgeschlagenheit

Hinzu können noch andere Beschwerden kommen, die mit dem Darm auf den ersten Blick gar nichts zu tun haben:

☺ Kopfschmerzen

☺ Rückenschmerzen

☺ Konzentrationsstörungen

☺ Schlafstörungen

☺ Ängste, Depressionen

Ursachen des Reizdarms

Trotz stetiger wissenschaftlicher Studien sind die Ursachen eines Reizdarmsyndroms noch nicht eindeutig festgestellt, denn es gibt zahlreiche Faktoren, die für eine Störung der Darmgesundheit verantwortlich sein können.
Einige seien hier aufgezählt:

☺ Störung der Darmperistaltik, die Nahrung wird zu schnell oder zu langsam durch den Darm transportiert,

☺ Nahrungsmittelunverträglichkeiten (Laktose, Gluten, Fructose o.ä.),

☺ Veränderungen der Darmflora (Besiedlung durch Mikroorganismen)

☺ veränderte Schmerzwahrnehmung im Darm

☺ psychische Einflüsse wie nervliche Überbelastung oder Stress

☺ vorausgegangene Erkrankungen (Magen-Darm-Infekte)

☹ erbliche Veranlagung

Therapie-Möglichkeiten beim Reizdarmsyndrom

Die Therapie-Möglichkeiten bei einem Reizdarmsyndrom sind vielfältig. Genauso vielfältig wie das Erscheinungsbild und die Symptome bei den Betroffenen.
Deshalb sollte die Therapie auch individuell auf die Betroffenen abgestimmt sein.

In Frage kommt zum einen eine Therapie mit *diversen Arzneimitteln*.
Hierzu befragst Du am besten Deinen Dich behandelnden Arzt.

Alternativ dazu kannst Du auch einen **Heilpraktiker** Deines Vertrauens zu Rate ziehen und/oder einen **Psychotherapeuten.**

Außerdem ist es wichtig, dass Du Deine **Ernährung** genau überprüfst und darauf achtest, welche Nahrungsmittel eventuell die Beschwerden verstärken und den Darm reizen. Hier kann ein **Ernährungstagebuch** sehr hilfreich sein, in dem Du notierst, wann Du was gegessen hast, ob und wie Symptome auftreten und wie diese sich äußern (Häufigkeit, Stärke etc.).

Zwei weitere Möglichkeiten zur Verbesserung der Darmgesundheit stelle ich Euch in den Kapiteln

☺ **Darmsanierung**
☺ **Yoga**

vor.

✱✱✱✱✱

Darmsanierung – Was ist das?

Egal ob bei allgemeinen Verdauungsbeschwerden oder im Rahmen einer Darmerkrankung – die *Darmsanierung* ist in vielen Fällen ein nützliches Hilfsmittel, um das Darmgleichgewicht wiederherzustellen und kann im Krankheitsfall sogar die Genesung beschleunigen.

Dabei muss das Verfahren aber ganz klar von einer bloßen *Darmreinigung* unterschieden werden!

Neben einer umfangreichen Reinigung des Darms, die in der Tat zum Sanierungsprozess gehört, beinhaltet die Behandlungsmethode nämlich auch wiederherstellende Maßnahmen zur Verbesserung der Darmgesundheit.

Unterschiede zwischen Darmreinigung und Darmsanierung

Der Begriff der *Darmreinigung* stammt aus der Schulmedizin, der Begriff *Darmsanierung* dagegen aus der Naturheilkunde, wobei letzterer von der Schulmedizin durchaus noch immer kritisch betrachtet wird, was auch zur Folge hat, dass die Kosten für eine Darmsanierung nicht

ohne weiteres von den gesetzlichen Kranken-
kassen übernommen werden.

Während es bei einer Darmreinigung in erster
Linie darum geht, den Darm zum Beispiel auf
anstehende Untersuchungen oder eine Operation
vorzubereiten, ist die Darmsanierung auf die
Heilung von Krankheiten und die Verbesserung
der Darmgesundheit ausgerichtet.
Wie oben bereits erwähnt, ist es durchaus
sinnvoll, beides miteinander zu verbinden, das
heißt zuerst eine Darmreinigung durchzuführen,
um den Darm so auf eine anschließende
Darmsanierung vorzubereiten und eine gesunde
Darmflora wieder aufzubauen.

Zur Darmsanierung gehört zum Beispiel eine
darmfreundliche Ernährung während der
Behandlung.
Die Ernährungsmaßnahmen sollen gezielt die
Darmflora stärken und die Verdauung anregen,
was unter anderem bei der Ausleitung
schädlicher Schlacken, Keime und Darmparasiten hilft.
Auch eine *verdauungsfördernde Massage* oder
Bewegungstherapie kann Teil der Darmsanierung
sein.

Gleiches gilt für Entspannungsmaßnahmen wie *Yoga* und *Wärmebehandlungen,* die den Darm beruhigen und somit ebenfalls das Risiko von Darmbeschwerden reduzieren.

Es geht bei der Darmsanierung also um deutlich mehr als das bloße Ausräumen des Darmtrakts.

Wirkung der Darmsanierung

Als naturheilkundliche Therapieform dient die Darmsanierung dazu, den Darm zu reinigen und zu stärken. Hierfür kann es verschiedene Gründe geben.
Beispielsweise ist das Verfahren häufig Bestandteil einer umfassenden Fastenkur, die den Körper entschlacken und die Verdauung anregen soll.

Bei bestehenden Verdauungsbeschwerden (z.B. Verstopfung oder Durchfall) kann die Darmsanierung des Weiteren Blockaden im Verdauungstrakt lösen oder durchfallverursachende Keime aus dem Darm spülen. Letzteres ist auch bei vielen Darmerkrankungen notwendig, etwa dann, wenn diese auf einer Infektion oder Vergiftung im Bereich des Darms beruhen.

Sofern es krankheitsbedingt zu einer Schädigung der Darmflora gekommen ist, kann eine Darmsanierung zudem dabei helfen, das Darmmilieu wieder zu normalisieren.

Das Verfahren bietet somit vielseitige Heilwirkung, ist gleichzeitig aber auch eine gute Möglichkeit zur Prävention. Insgesamt kann die Darmsanierung

☺ **den Darm umfassend reinigen**
☺ **Verdauungsbeschwerden beheben**
☺ **Verdauungs- und Stoffwechselprozesse verbessern**
☺ **die Abwehrkräfte des Darms stärken**
☺ **bei der Ausheilung von Krankheiten helfen**
☺ **das Wohlbefinden steigern.**

*****

Indikationen und Ablauf einer Darmsanierung

Wie eingangs erwähnt, gibt es sehr unterschiedliche Gründe für die Durchführung einer Darmsanierung.
Zunächst einmal bietet sie zu jeder Zeit eine gute Möglichkeit zur Stärkung der Darmflora, sei es nun als Präventiv-Maßnahme oder Wiederherstellung des Gleichgewichts im Darm.
Daneben gibt es aber auch konkrete Gesundheitsbeschwerden, bei denen die Darmsanierung hilfreich sein kann.
Hierzu nachstehend ein kleiner Überblick:

Darmkur zur Prävention

Darmkuren werden bei gesundheitsbewussten Personen immer beliebter. Sie bestehen zumeist aus einer darmfreundlichen Diät in Kombination mit einer Darmsanierung und zielen auf eine routinemäßige Entschlackung bzw. Entgiftung des Körpers ab. Davon profitiert einerseits die Verdauungstätigkeit, da die Darmflora nachhaltig gestärkt und die Darmperistaltik durch aktive Beseitigung von Störreizen angeregt wird.

Andererseits verbessert eine Darmkur auch die Stoffwechselfunktionen. Nährstoffe können effizienter verwertet und Körperschlacken schneller ausgeleitet werden, was unter anderem bei Stoffwechselkrankheiten sehr wünschenswert ist.

Darmsanierung bei Verdauungsbeschwerden

Zu den häufigsten Beschwerden, bei denen Patienten von der Darmsanierung Gebrauch machen, zählen anhaltende Verdauungsbeschwerden wie

☹ Bauchschmerzen
☹ Blähungen
☹ Durchfall
☹ Verstopfung
☹ und Darmträgheit

In den meisten Fällen sind Verdauungsprobleme dieser Art vorübergehenden Ernährungsfehlern, Bewegungsmangel oder aber einer vorübergehenden, nervlichen Belastung geschuldet. Gerade letztere liegt als Grund für Verdauungsprobleme häufiger vor als gedacht, denn wie bereits aufgezeigt, bestimmen Nervensignale maßgeblich über die Funktionalität der Darm-

peristaltik und damit über das Verdauungsgeschehen.

Darmerkrankungen

Entzündungen im Darmbereich haben in der
Regel eine massive Schwächung der Darmflora
zur Folge, weil die Entzündungsprozesse die
Darmschleimhäute und damit den Schleim-
hautschutz der Milchsäurebakterien angreifen.
Zu den häufigsten Darmentzündungen gehören
hier

- ☹ Dünndarmentzündung *(Enteritis)*
- ☹ Magen-Darm-Entzündung *(Gastroenteritis)*
- ☹ Zwölffingerdarmentzündung *(Duodenitis)*
- ☹ Dickdarmentzündung *(Colitis)*
- ☹ Entzündung der Dickdarmdivertikel
  (Divertikulitis)

Das Entzündungsgeschehen ist fast immer
Krankheitserregern geschuldet, die das bakterielle Gleichgewicht im Darm empfindlich stören
und sich im schlimmsten Fall sogar an der
Darmschleimhaut und den Darmwänden zu
schaffen machen.

43

In der Therapie von entzündlichen Darm-krankheiten ist es daher nicht nur wichtig, den Darmtrakt von den ursächlichen Erregern zu befreien, sondern es muss ebenso die geschädigte Darmflora durch gezielte Therapie-maßnahmen wieder aufgebaut werden, um den Genesungsprozess zu beschleunigen.

Bei chronischen Darmentzündungen wie **Morbus Crohn** oder **Colitis ulcerosa** sind regelmäßige Darmsanierungen darüber hinaus unabdingbar zur Entschärfung von Krankheitsschüben.
Da hier oftmals eine chronische Fehlbesiedelung der Darmflora vorliegt, ist es notwendig, diese durch geeignete Maßnahmen so gut wie möglich in den Griff zu bekommen. Reinigungs- und Ernährungskonzepte, wie sie für die Darm-sanierung üblich sind, können deshalb einiges bewirken.

Zu den beiden Krankheitsbildern **Morbus Crohn** und **Colitis ulcerosa** sowie dem **Leaky Gut Syndrom** findest Du noch weitere Informationen in dem entsprechenden Kapitel hierzu etwas weiter hinten im Buch.

Allergien und Unverträglichkeiten

Eine umfassende Darmsanierung hat sich auch bei Allergien und Unverträglichkeiten bewährt. Oftmals tragen permanent im Stoffwechsel verhaftete Trigger nämlich zu wiederkehrenden Allergieschüben bei.

Besonders im Vordergrund steht diesbezüglich der Ernährungsaspekt während des Sanierungsprozesses.

Einhergehend mit einer tiefgreifenden Entgiftung des Körpers, die kritische Schlacken und Mikropartikel ausspült, werden durch das Weglassen bestimmter Nahrungsmittelprodukte außerdem konstante Reizzustände für Patienten reduziert, die an einer Nahrungsmittelallergie leiden. Betroffene können die Darmsanierung also gleichzeitig auch als Optimierung für ihr eigenes Essverhalten nutzen, indem sich bewusst auf unproblematische Nahrungsmittel konzentriert wird.

Bei bestehenden Nahrungsmittelallergien wie etwa einer Erdnussallergie kann es mitunter dennoch versehentlich zum Verzehr entsprechender Allergene kommen.

Und auch bei andere Allergien sowie Nahrungs-mittelunverträglichkeiten (z.b. *Laktoseintoleranz* oder *Glutenunverträglichkeit*, siehe hierzu auch in dem entsprechenden Kapitel dieses Buches) ist ein gelegentlicher – versehentlicher – Kontakt mit kritischen Stoffen nicht grundsätzlich ausgeschlossen.

Neben Notfallmaßnahmen zur Behandlung aller-gischer Reaktionen muss im Anschluss unbedingt eine vollständige Reinigung des Verdauungs-traktes erfolgen, damit Allergenrückstände später nicht erneut zu Komplikationen führen.

Aggressive Therapiemethoden

Antibiotika sind dafür bekannt, nicht nur ursprüngliche Krankheitserreger anzugreifen. Denn die Medikamente machen keinen Unter-schied zwischen guten und bösen Mikro-organismen, weshalb sich auch der Darmflora stark zusetzen.

Ähnlich sieht es bei einer *Chemotherapie* und *Strahlentherapien* aus, die im Rahmen von Krebsbehandlungen eingesetzt werden. Beide Therapiemethoden haben massive Auswirkungen auf die Darmflora und schwächen diese oft noch stärker als so manche Vergiftung.

Ein bewusster Wiederaufbau der Darmgesundheit ist nach aggressiven Behandlungsmaßnahmen daher unverzichtbar.

Hauterkrankungen

Es erscheint ein wenig abwegig, doch neuesten
Studien zufolge soll eine gestörte Darmflora auch
mit dermalen Erkrankungen in Verbindung
stehen.[10]

Bestes Beispiel hierfür ist das atopische Ekzem,
besser bekannt als **Neurodermitis**.

Viele Neurodermitis-Patienten weisen offenbar
schon im frühen Säuglingsalter einen Mangel an
Milchsäurebakterien auf, wohingegen andere
Bakterienstämme, darunter auch pathogene
Krankheitserreger, die Oberhand im Darmmilieu
gewinnen.

Da das atopische Ekzem durch Fehlreaktionen
des Immunsystems ausgelöst wird, die sich
gegen eher harmlose Fremdstoffe richten, reicht
schon eine Überpopulation anderer Darmbakterien wie Escherichia coli aus, um einen
Krankheitsschub zu begünstigen.

---

[10] Darmflora-Ratgeber: https://www.darmflora-ratgeber.de/haut-
darm.html

Damit nicht genug, leiden auch Patienten mit anderen Hauterkrankungen, wie etwa

☹ Akne,

☹ Rosacea oder

☹ Schuppenflechte

deutlich häufiger an Verdauungsbeschwerden, Darmentzündungen und Fehlbesiedelungen in der Darmflora.

Dabei liegt der Verdacht nahe, dass Hautkrankheiten nicht nur die dermalen Schichten der Außenhaut, sondern auch körpereigene Schleimhautschichten wie die Darmschleimhaut betreffen, was eine herabgesetzte Schutzfunktion der Schleimhäute und damit eine gestörte Darmgesundheit zur Folge hat.

Infektionskrankheiten

Neben Darmentzündungen, die durch Infektionserreger verursacht werden, schlagen sich noch einige andere Infektionskrankheiten auf den Darm nieder. Das gilt zum Beispiel für die bereits erwähnten Infektionen durch Darmparasiten.

Und selbst ein grippaler Infekt kann das Immunsystem so weit schwächen, dass es zu Störungen im mikrobiellen Gleichgewicht der Darmflora kommt.

Immerhin zirkulieren Infektionserreger ab einem gewissen Punkt sehr umfassend im Blutkreislauf, was neben dem infizierten Hauptorgan auch Nachbarorgane und gut durchblutete Stoffwechselorgane wie den Darm angreifen kann.

Im Kindesalter besteht zudem ein erhöhtes Gesundheitsrisiko für den Darm durch klassische Kinderkrankheiten wie Mumps, Masern und Röteln, die ebenfalls zu den Infektionskrankheiten gehören.

Reizdarm

Zum Reizdarm habe ich bereits weiter oben schon einiges ausgeführt.

Hier in diesem Kapitel noch einmal in Kurzform etwas darüber:

Besonders deutlich wird die Beteiligung des Nervensystems mit Blick auf Verdauungsbeschwerden am Reizdarmsyndrom.

Es beruht auf einer erhöhten nervlichen Sensibilität des Darms gegenüber Störreizen, die in diesem Fall sowohl von Nahrungsmitteln bzw. Nahrungsmittelzusätzen, als auch von nervlichen Ausnahmezuständen wie Stress, seelischer Belastung oder psychischen Erkrankungen gestellt werden können.

Aber auch ohne bestehendes Reizdarmsyndrom sorgt nervliche Belastung immer wieder für eine gestörte Verdauung. Hinzu kommen Ursachen für Verdauungsbeschwerden, die ihren Ursprung in einer gestörten Darmflora haben. Dabei kann eine Darmsanierung gleich mehrfach Hilfe bieten. Indem sie den Darm reinigt, behebt sie Beschwerden wie z.b. Verstopfung. Ergänzende Ernährungsumstellungen regulieren zusätzlich die Darmflora und Sanierungsmaßnahmen wie Massagen oder Bewegungstherapien können schließlich auch das nervliche Wohlbefinden verbessern und damit die Darmperistaltik beruhigen.

Stoffwechselkrankheiten

Zu den wichtigsten Stoffwechselkrankheiten, bei denen eine Darmsanierung angezeigt ist, gehören unter anderem

☹ Adipositas – führt zu Störungen im Fettstoffwechsel

☹ Diabetes – führt zu Störungen im Kohlenhydratstoffwechsel

☹ Gicht – führt zu Störungen im Purin- bzw. Harnsäurestoffwechsel

☹ Porphyrie – führt zu Störungen im Eiweißstoffwechsel

Den Erkrankungen ist gemeinsam, dass sie langfristig zur vermehrten Einlagerung von Stoffwechselabbauprodukten im Organismus führen, weil der Abtransport besagter Stoffe krankheitsbedingt gestört ist.

Auch Lebererkrankungen und einige Autoimmunkrankheiten, wie zum Beispiel die Fettleber oder Rheuma gehen mit Speicherstörungen und stoffwechselbezogenen Umbauprozessen im Körper einher, die durch eine Darmsanierung entschärft werden können.

Vergiftungen

Im Bereich der Vergiftungen werden Schwächungen der Darmflora vor allem durch Nahrungsmittelvergiftungen wie Salmonellen ausgelöst.

Verantwortlich hierfür sind krankheitserregende Bakterien, Schimmelpilze oder Viren, die sich auf kontaminierten Nahrungsmitteln befinden.

Nach dem Verzehr der Nahrungsmittel kommt es in der Regel relativ zeitnah zu einer Ausbreitung der Erreger im Darm, wo sie giftige Abbaustoffe produzieren und sich ohne geeignete Gegenmaßnahmen auch rasch vermehren.

Beides bringt die Darmflora aus dem Gleichgewicht, sodass neben einer geeigneten medikamentösen Behandlung auch einen Wiederaufbau der angegriffenen Darmflora erfordert. Das gilt im Übrigen auch für zahlreiche Medikamente.

Hinzu kommen "echte" Vergiftungen wie etwa durch

☠ Rausch- und Genussgifte (z.b. Drogen oder Alkohol)

☠ Tier- und Pflanzengifte (z.b. durch Schlangengift oder Nachtschattengewächse)

☠ Umweltgifte (z.b. Autoabgase)

☠ giftige Chemikalien (z.b. in Reinigungs- und Pflanzenschutzmitteln)

☠ Schwermetallgifte (z.b. Blei, Arsen oder Quecksilber)

Nach einer erfolgreichen klinischen Entgiftung ist der Körper nach einer derartigen Vergiftung weiterhin geschwächt. Das gilt insbesondere für die Darmflora und die Darmschleimhaut, die im Zuge des Vergiftungsgeschehens womöglich teilweise zersetzt wurde.

Weitere schwerwiegende Darmerkrankungen

In diesem Kapitel möchte ich Dir eine Kurzübersicht und einige Informationen über drei weitere schwerwiegende Darmerkrankungen geben.

Leaky Gut Syndrom

Das Leaky Gut Syndrom (*löchriger Darm*) ist eine sehr ernst zu nehmende Erkrankung des Darms.

Aufgrund einer Barrierestörung im Dünndarm kommt es durch verschiedene Ursachen zu kleinen Löchern in der Darmwand.
Die Darmwand ist nur wenige tausendstel Millimeter dick. Nur eine einzige Zellschicht steht also zwischen Gesundheit und Krankheit.
Durch eine Lockerung der Verbindungen zwischen den einzelnen, normalerweise fest miteinander verankerten Schleimhautzellen im Darm *(Tight Junctions),* kommt es zu einer erhöhten Durchlässigkeit *(Permeabilität)* der Darmschleimhaut, es entstehen kleine Löcher.

Durch diese können dann Giftstoffe, Allergene, fettunlösliche Stoffe, Krankheitserreger u.ä. in den Blutkreislauf gelangen und begünstigen so Infektionen, Allergien, Entzündungen und im schlimmsten Fall Autoimmunerkrankungen.
Das kann zu sehr schwerwiegenden Schäden im ganzen Körper führen.

Deshalb ist es nach der Diagnose von „Leaky Gut" dringend notwendig, sofort Maßnahmen zu ergreifen, um den „löchrigen Darm" zu reparieren. Dabei spielt die Änderung der seitherigen Lebensgewohnheiten und vor allem die Ernährung eine ganz erhebliche Rolle.

Es gibt verschiedene Faktoren, die für ein Leaky Gut Syndrom verantwortlich gemacht werden.
Vor allem **Gluten** bzw. **glutenhaltige Nahrungsmittel** stehen hier an erster Stelle!
Ausgelöst bzw. verschlimmert werden kann diese Erkrankung jedoch auch durch eine ungesunde Ernährung mit viel Zucker und verarbeiteten Nahrungsmitteln.
Diese sollten deshalb nach Möglichkeit komplett vermieden bzw. zumindest weitestgehend eingeschränkt werden!

Empfohlen wird nach wissenschaftlichen Studien bei einem Leaky Gut Syndrom die sogenannte **Paleo Ernährung.**

Mit dieser Ernährungsform können sehr gute Ergebnisse erzielt werden.

Paleo ist eine Ernährungsform, die den Speiseplan unserer Vorfahren aus der Steinzeit imitiert. Nur nährstoffreiche und naturbelassene Nahrungsmittel wie Obst, Gemüse, Fisch, Eier, Fleisch, Kräuter, Nüsse, Samen, Tee usw. sind darin vorgesehen.

Potenzielle und ungesunde Reizstoffe werden komplett vermieden, Gluten kommt in dieser Ernährungsform überhaupt nicht vor, industriell verarbeitete Nahrungsmittel sind vom Speiseplan gestrichen.

Symptome eines Leaky Gut Syndrom können sein:

- ☹ häufiger Durchfall, auch mit Blut im Stuhl
- ☹ unregelmäßiger, dünnflüssiger Stuhlgang
- ☹ Blähungen
- ☹ allergische Reaktionen wie z.B. Heuschnupfen
- ☹ aufgedunsene Haut im Gesicht
- ☹ Hauterkrankungen
- ☹ Allergien
- ☹ Müdigkeit und allgemeiner Leistungsabfall
- ☹ Bauchkrämpfe
- ☹ Kopfschmerzen
- ☹ psychische Symptome
- ☹ Autoimmunerkrankungen

☹ Muskelschmerzen

☹ Fibromyalgie

☹ Leberstörungen

☹ Gewichtsschwankungen (Zu-/Abnahme)

☹ Reizdarm

Einige dieser aufgeführten Symptome scheinen auf den ersten Blick nichts direkt mit dem Darm zu tun zu haben. Dennoch kann die Ursache ein Leaky Gut Syndrom sein, denn ein löchriger Darm belastet, wie oben bereits erwähnt, den ganzen Körper.

Wenn Du mehrere der oben genannten Symptome bei Dir feststellst, solltest Du auf jeden Fall einen Arzt aufsuchen und diese abklären lassen.
Auch gibt es über speziell dieses Thema noch vielfältige Fachliteratur, in der Du Dich weiter informieren kannst.

Colitis Ulcerosa

Colitis ulcerosa ist eine chronische Entzündung des Dickdarms, die meist schubweise verläuft.
Während manche Betroffene über längere Zeiträume ganz beschwerdefrei leben, kommt es bei anderen häufiger zu Entzündungen bzw. Schüben und der Einsatz von Medikamenten,

Krankenhausaufenthalten oder sogar auch chirurgischen Eingriffen werden notwendig.

Die Ausprägung der Symptome hängt davon ab, wie weit die Entzündung im Dickdarm fortgeschritten ist.

Typische Anzeichen für diese Krankheit sind Schmerzen vorwiegend auf der linken Bauchseite, ständiger Stuhldrang, blutige und/oder schleimige Durchfälle, allgemeine körperliche Schwäche, Fieber und seltener auch Begleiterkrankungen wie Augenentzündungen, Gelenkschwellungen oder Hautveränderungen.

Frauen und Männer erkranken etwa gleich oft an Colitis ulcerosa, meistens im Alter zwischen 25 und 35 Jahren, doch können auch bereits Kinder oder ältere Menschen daran erkranken.

Ursachen und Risikofaktoren sind noch nicht vollständig erforscht, jedoch geht man davon aus, dass genetische Faktoren durchaus eine wichtige Rolle spielen, das heißt, innerhalb einer Familie ist das Risiko der einzelnen Familienangehörigen deutlich erhöht, ebenfalls an Colitis ulcerosa zu erkranken.

Weiter können ein gestörtes Immunsystem, Infektionen und psychische Belastungen verantwortlich für den Ausbruch dieser Krankheit sein, die Häufigkeit der einzelnen Schübe und die

Dauer derselben und auch die Ernährung nimmt starken Einfluss darauf.

Wenn sich die Colitis ulcerosa auf den Enddarm beschränkt, können die Betroffenen meistens ein weitestgehend normales Leben führen, ist die Entzündung des Darms aber ausgeprägter, wird die Behandlung schwieriger und das Risiko, an Darmkrebs zu erkranken, steigt.
Deshalb sind regelmäßige Kontrollen (Darmspiegelung mit Entnahme von Proben) wichtig!

Colitis ulcerosa kann nur durch die gesamte Entfernung des Dickdarms „geheilt" werden.

Morbus Crohn

Morbus Crohn ist wie die Colitis ulcerosa eine chronisch entzündliche Darmkrankheit, die jeden Abschnitt des Verdauungstraktes – vom Mund bis zum After – befallen kann, jedoch ist meist das Ende des Dünndarms oder der obere Abschnitt des Dickdarms betroffen.

Ähnlich wie bei Colitis ulcerosa erkranken Menschen daran häufig zwischen dem 15. und 35. Lebensjahr, jedoch können auch ältere Menschen davon betroffen sein.

Ebenfalls verläuft die Krankheit in Schüben.

Typische Symptome von Morbus Crohn sind Bauchschmerzen bzw. kolikartige Schmerzen überwiegend im rechten Unterbauch, die den Beschwerden einer Blinddarmentzündung ähneln, starker Durchfall ohne Beimengung von Blut (im Gegensatz zu Colitis ulcerosa), der drei- bis sechsmal am Tag auftreten kann, über einen längeren Zeitraum anhält und dadurch verursachter Gewichtsverlust.
Die Symptome können sehr unterschiedlich sein – je nachdem, welcher Abschnitt des Verdauungstraktes von der Krankheit betroffen ist.

Insgesamt ähneln die Beschwerden denen der Colitis ulcerosa und es ist deshalb nicht einfach festzustellen, um welche der beiden Krankheiten es sich tatsächlich handelt. Hierzu sind umfangreiche Untersuchungen notwendig, die Entzündungsstoffe im Blut werden bestimmt, der Bauch mit Ultraschall untersucht, eine Darmspiegelung mit Entnahme von Gewebeproben gemacht.

Morbus Crohn kann bislang nicht geheilt werden und verläuft sehr unterschiedlich. Doch lassen sich durch Medikamente (z.B. *Kortison*) bzw. durch eine ärztliche Behandlung sowie einen entsprechenden Lebensstil die Beschwerden lindern, Entzündungsprozesse können gebremst und Rückfälle hinausgezögert werden.

Wichtig ist dabei zu berücksichtigen, welche Abschnitte des Verdauungstraktes betroffen sind und wie schwer die Erkrankung ist.

Manche Betroffenen haben nur leichte Symptome und Beschwerden, bei anderen wiederum bilden sich bei einem ungünstigen Verlauf der Krankheit Geschwüre, Engstellen, Abszesse oder Fisteln im Darm, es sind dann nicht nur die Darmschleimhäute betroffen bzw. entzündet, sondern alle Wandschichten des Darms werden in Mitleidenschaft gezogen.

Nach Abheilung der entzündeten Darmabschnitte bilden sich dann oft Narben, welche auch zu einem Darmverschluss führen können, der dann schnellstmöglich operiert werden muss.

Die Betroffenen leiden aufgrund der Entzündungen häufig an Müdigkeit, Erschöpfung und haben Fieber.

Hinzu kommt ein Nährstoffmangel, weil der entzündete Darm die Nahrungsbestandteile nicht mehr richtig aufnehmen kann. Ein Mangel an Zink kann beispielsweise Hautveränderungen verursachen und ein Kalziummangel auch Osteoporose.

Welche Ursachen für Morbus Crohn konkret verantwortlich sind, konnte wissenschaftlich bislang noch nicht genau geklärt werden.

Es kann sowohl eine genetische Veranlagung dazu führen als auch Umweltfaktoren oder Infektionen die Entstehung dieser Krankheit begünstigen. Wenn verschiedene ungünstige Faktoren aufeinander treffen steigt das Risiko, dass sich das Immunsystem gegen den eigenen Körper richtet, das heißt, die körpereigenen Abwehrkräfte übermäßig stark reagieren und so im Darm Entzündungen wie eben Morbus Crohn oder Colitis ulcerosa hervorrufen.

Wie beim Leaky Gut Syndrom kann eine gestörte Barrierefunktion der Darmwand zur Erkrankung führen.

Ist die Balance im Darm gestört zwischen Durchlässigkeit, damit der Körper die notwendigen Nährstoffe aufnehmen kann und andererseits aber den Krankheitserregern das Eindringen durch die Darmwände verwehrt wird, kommt es zu erheblichen Problemen und Abwehrreaktionen des Körpers.

*****

Wie bereits erwähnt ist es nicht einfach, diese Darmkrankheiten voneinander zu unterscheiden, denn sie haben ähnliche Symptome und Verläufe. Um eine eindeutige Diagnose zu erhalten sind umfangreiche Untersuchungen notwendig.

Wenn Du noch mehr und vor allem detailliertere Informationen darüber haben möchtest, dann schau' doch auch mal in verschiedene Selbsthilfegruppen.
Eine davon ist zum Beispiel folgende:
DCCV e.V. - Deutsche Morbus Crohn/Colitis ulcerosa Vereinigung
https://www.dccv.de/[11]

Oder empfehle ich Dir den Kauf weitergehender Fachliteratur in diesem Bereich.
Dies hier ist nur eine kurze Zusammenfassung der drei genannten Darmerkrankungen ohne Anspruch auf Vollständigkeit.

Bei entsprechenden Beschwerden/Symptomen und dem Verdacht auf eine solche Erkrankung solltest Du in jedem Fall mit einem Arzt Deines Vertrauens darüber sprechen und Dir dort fachliche Hilfe holen.

---

[11] https://www.dccv.de/

Intoleranzen und Nahrungs-mittelunverträglichkeiten

Histamin-Intoleranz

Eine *Histamin-Intoleranz* kann unter Umständen einen Reizdarm provozieren.

Leider lässt sich eine solche mit den gängigen Diagnoseverfahren nur schwer nachweisen, meistens findet man sie nur durch eine sogenannten *„Eliminationsdiät"* heraus, das heißt, man muss einfach – wie bereits weiter oben erwähnt - probieren, welche Nahrungsmittel man verträgt und welche nicht.

Bei einer festgestellten Histamin-Intoleranz ist vor allem die Frische der Nahrungsmittel oberstes Gebot.
Zu vermeiden sind zum Beispiel Fertiggerichte, Fast Food, Konserven, geräucherte Fisch- und Fleischprodukte und Hartkäsesorten.
Alkohol enthält ebenfalls viel Histamin, es ist deshalb ratsam auf alkoholische Getränke wie Wein, Sekt, Bier und Spirituosen zu verzichten.

Fructose-Intoleranz

Häufige Ursache von Darmproblemen bzw. einem Reizdarm kann auch eine Fruchtzucker-Unverträglichkeit sein, die mit durchfallähnlichen Beschwerden einhergeht.
Auch diese Intoleranz – ein vergleichsweiser harmloser Enzymmangel im Körper – lässt sich am einfachsten durch die oben bereits erwähnte *„Eliminationsdiät"* feststellen.
Mit einem vorübergehenden Verzicht auf fructosehaltige Nahrungsmittel und einem anschließenden Probeverzehr merkt man schnell, ob der Körper bzw. der Darm wieder „gereizt" reagiert.

Fructose ist im normalen Nahrungsmittelalltag beinahe überall zu finden. Sei es nun in verschiedenen Früchten und Gemüsesorten, Limonaden, Fruchtsäften, Honig oder auch als Zuckerersatz in kalorienreduzierten Produkten.
Es muss jedoch nicht gleich ein kompletter Verzicht auf fructosehaltige Nahrungsmittel notwendig sein, oft reicht auch schon eine Reduzierung derselben, um eine deutliche Verbesserung der Darmgesundheit feststellen zu können.
Auch hier gilt: Ausprobieren!

Laktose-Intoleranz

Eine *Laktose-Intoleranz*, also die Unverträg-lichkeit von Milchzucker in Nahrungsmitteln, ist keine Seltenheit und kann auch Ursache eines Reizdarm sein bzw. die Symptome noch verstärken.

Feststellen lässt sich eine solche Intoleranz relativ einfach:
Wer nach dem Trinken eines Glases Milch (also ca. 10 Gramm Milchzucker) durchfallähnliche Beschwerden bekommt, leidet aller Wahr-scheinlichkeit nach an einer Laktose-Intoleranz.
Um ganz sicher zu gehen, empfiehlt sich auch hier die *„Eliminationsdiät"*, bei der über zwei Wochen möglichst auf alle milchzuckerhaltigen Nahrungsmittel verzichtet wird.
Wird dann ein Glas Milch getrunken und es kommt unmittelbar danach zu durchfallartigen Beschwerden, ist davon auszugehen, dass eine Laktose-Intoleranz vorliegt.

Leider ist Milchzucker heute in einer Vielzahl von Nahrungsmitteln enthalten, in denen man ihn nicht immer unbedingt vermuten würde. Deshalb ist es sinnvoll, auch auf diesen Inhaltsstoff beim Einkauf von Nahrungsmitteln zu achten, wenn man von Laktose-Intoleranz betroffen ist.

Glutenunverträglichkeit

Zu unterscheiden ist grundsätzlich zwischen *Glutenunverträglichkeit, Glutensensitivität* und *Glutenintoleranz.*
Dabei ist „Glutenunverträglichkeit" meist der Überbegriff für diverse Symptome oder Krankheitsbilder, die im Magen-Darm-Trakt auftreten können, nachdem glutenhaltiges Getreide oder glutenhaltige Nahrungsmittel verzehrt worden sind.

Gluten ist eine Mischung aus verschiedenen Proteinen, die in vielen Getreidearten wie zum Beispiel Gerste, Dinkel, Hafer, Roggen, Weizen, Grünkern und auch in Urgetreidesorten wie Emmer und Kamut enthalten sind.
Es ist ein Klebereiweiß und für das Getreidekorn ein Speicherprotein, das im Laufe des Keimprozesses dem Keimling Nährstoffe bereitstellt, beim Brotbacken hingegen sorgt es dafür, dass der Teig zusammengehalten wird.

Für den menschlichen Körper ist Gluten jedoch schwer verdaulich und alle Nahrungsproteine, die schwer verdaulich sind, können potenziell Allergien auslösen, zu Immunreaktionen im Darm und infolge dessen zu Entzündungen führen.

Weiter kann Gluten direkt die Darmzellen angreifen, indem es sich an diese bindet, wodurch wiederum die Nährstoffaufnahme behindert wird und die Darmzellen so längerfristig geschädigt werden können.

Außerdem wirkt es sich auf die Verbindung der einzelnen Darmzellen miteinander aus, lockert diese und Krankheitserregern und Toxinen wird es so möglich, aus dem Darminneren in den Körper zu gelangen. Dieses Krankheitsbild wird als *Leaky Gut Syndrom* bezeichnet (s. hierzu auch die nähere Beschreibung weiter vorne im Buch).

Die Diagnose einer Glutenunverträglichkeit ist nicht einfach, denn Menschen mit einer Glutenunverträglichkeit reagieren mit den unterschiedlichsten Symptomen.

Diese reichen von Verdauungsstörungen über Kopfschmerzen, Hautproblemen, dem Gefühl von Erschöpfung, Eisenmangel, Schlaf- und Konzentrationsstörungen, Schwindelgefühl, Stimmungsschwankungen bis hin zu Übergewicht, das man trotz aller Anstrengungen einfach nicht mehr los wird.

Ebenso kann eine Glutenunverträglichkeit zu Autoimmunerkrankungen wie zum Beispiel einer chronische Schilddrüsenentzündung *(Hashimoto Thyreoiditis), Zöliakie* oder *Arthritis* führen.

Wenn der Verdacht auf eine Glutenunverträglichkeit besteht und man dieser auf die Spur kommen will, wäre eine Möglichkeit, ein *Ernährungstagebuch* zu führen.

In diesem werden sämtliche Nahrungsmittel notiert, die gegessen werden und auch die eventuell auftretenden negativen Symptome, die nach einer glutenhaltigen Mahlzeit auftreten.

Anschließend sollte dann für mindestens einen Monat eine glutenfreie Ernährung durchgeführt werden und auch hier wieder eventuelle Symptome sowohl im positiven wie auch negativen Sinn notiert werden.

So bekommt man zumindest einmal Hinweise darauf, ob eine Glutenunverträglichkeit vorliegen könnte und kann diesen dann konkret noch weiter nachgehen.

Besteht der Verdacht auf eine Glutenunverträglichkeit oder liegt diese Diagnose vor und auch zur Vorbeugung bzw. dem Entgegenwirken von Autoimmunkrankheiten oder aus ähnlichen gesundheitlichen Gründen sollte auf jeden Fall auf andere Getreidearten als die oben genannten umgestiegen werden. Hier seien zum Beispiel genannt:

☺ **Reis**
☺ **Amaranth**
☺ **Buchweizen**
☺ **Quinoa**

In Erwägung zu ziehen ist auch eine komplett *glutenfreie Ernährung.*

Als natürlichste Form der Ernährung, die es für Menschen gibt, wird hier oft ***die Paleo Ernährung*** genannt.

Diese habe ich weiter vorne im Kapitel „Weitere schwerwiegende Darmerkrankungen" beim Leaky Gut Syndrom schon beschrieben.

*****

Behandlungsschritte der Darmsanierung im Überblick

Von der Darmreinigung unterscheidet sich die Darmsanierung maßgeblich dadurch, dass sie *verschiedene Phasen* besitzt, die wiederum *mehrere Behandlungselemente* enthalten.

Mit einer einfachen Entleerung des Darms unter Zuhilfenahme von Abführmitteln ist es hier also nicht getan. Vielmehr ist die Darmsanierung eine Kombination aus Darmreinigung sowie Ernährungs-, Bewegungs- und manuellen Therapiemaßnahmen zur Wiederherstellung des Darmgleichgewichts.

Dauern kann eine solche Behandlung bis zu vier Wochen, wobei sich bei den meisten Personen schon nach zwei Wochen erste Therapieerfolge einstellen. Die Anwender fühlen sich innerlich ausgeglichen, genießen eine bessere Verdauung und erscheinen insgesamt vitaler.

Insofern ist die **Darmsanierung** also **ein echtes Wohlfühlprogramm.**

Dabei verläuft das Programm in *drei Hauptphasen.*

1. Phase - Darmreinigung

Bevor im Zuge einer Darmsanierung mit dem Wiederaufbau bzw. der Stärkung der Darmflora begonnen werden kann, muss der Darm natürlich erst einmal vollständig ausgeräumt und umfassend gereinigt werden. Dabei können neben medikamentösen Abführmitteln auch abführende Nahrungsmittel zur Anwendung kommen.

Die wichtigsten medikamentösen Abführmittel werden von Einläufen mit salzhaltigen Lösungen gestellt. Sie entziehen dem Darm Wasser und rufen auf diese Weise eine Abführwirkung hervor. Neben der berühmten Kochsalzlösung, die namensgetreu aus *Kochsalz (Natriumchlorid)* besteht, gibt es inzwischen auch Einläufe mit anderen Salzkomponenten, darunter *Bittersalz (Magnesiumsulfat)* und *Glaubersalz (Natrium-sulfat).*

Da die Phase der Darmreinigung bis zu 10 Tage dauern kann, sind ggf. mehrere Einläufe im zeitlichen Abstand von zwei bis drei Tagen notwendig.

Ergänzend können heilpflanzliche Abführmittel wie

☺ **Rizinusöl,**
☺ **Faulbaumrinde** oder
☺ **Sennesblätter**

als Tee vor dem Schlafengehen dargereicht oder, im Falle von Rizinusöl, mittels eines Esslöffels direkt eingenommen werden.

Mit Blick auf die Dosierung der Abführmittel gibt es bisweilen sehr individuelle Bestimmungen. Manche Personen sprechen schon auf sehr geringe Dosen von Abführmitteln positiv an, während andere hin und wieder etwas höher dosierte Mengen benötigen. Im Zweifelsfall sollte man sich an die Dosierungsanweisungen auf der Packungsbeilage entsprechender Mittel orientieren, die allesamt in der Apotheke oder im Reformhaus erhältlich sind.

Eine alternative Methode zur Darmentleerung mit Abführmitteln ist die *Colon-Therapie*, bei der die Darmwindungen mit Wasser durchspült werden. Hierfür ist allerdings eine ärztliche Betreuung notwendig, weshalb die Darmspülung nicht zu Hause durchgeführt werden kann!

Anders sieht es mit einer verdauungsfördernden Ernährung aus, die während der Darmreinigung von besonderer Bedeutung ist.

Die abführenden Nahrungsmittel weichen nämlich zuverlässig den Stuhl auf und erleichtern somit die Entleerung des Darms.

Zu den wichtigsten abführenden Nahrungsmitteln gehören hierbei

☺ **Flohsamen**

☺ **Leinsamen**

☺ **naturtrüber Apfelsaft**

☺ **Pflaumensaft**

☺ **Sauerkraut und Sauerkrautsaft**

☺ **Trockenobst** (z.B. Pflaumen oder Pfirsiche)

☺ **Weizenkleie**

Während der Anwendung von Abführmitteln müssen Patienten unbedingt darauf achten, ausreichend Flüssigkeit zu sich zu nehmen.

Die geregelte Flüssigkeitszufuhr ist einerseits wichtig, um den Stuhl weich und gleitfähig zu machen. Andererseits verliert der Körper durch die Abführmaßnahmen auch viel Wasser, weshalb sich ein Flüssigkeitsmangel nur durch eine erhöhte Trinkmenge vermeiden lässt.

Es wird empfohlen, <u>für den Zeitraum der Reinigungsmaßnahmen mindestens 3 Liter pro Tag zu trinken.</u>

Am besten geeignet sind Mineralwasser, ungesüßte Kräutertees und naturtrübe Fruchtsäfte, die von Haus aus meist schon einen gewissen Abführeffekt mit sich bringen.

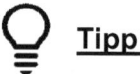 **Tipp:**

*Verbinde die Reinigungsphase der Darmsanierung mit einer **Heilfastenkur**!*

Hierbei wird maßgeblich flüssige Nahrung wie Wasser, Tee oder klare Suppen verzehrt, was die Verdauung entlastet und die Schlackenausleitung verbessert. Auch lässt sich dank der Flüssignahrung der Flüssigkeitshaushalt des Körpers leicht regulieren und der starken Entwässerung, die durch die Abführmittel unweigerlich eintritt entgegenwirken.

Da es für viele Menschen sehr schwer ist, sich mehr als 3 oder 4 Tage nur von flüssiger Nahrung zu ernähren, ist es sinnvoll, das Heilfasten auf die erste Wochenhälfte nach den anfänglichen Reinigungsmaßnahmen zu beschränken (siehe hierzu auch das entsprechende Kapitel in diesem Buch).

2. Phase – Entgiften des Darms

Nach einer Woche der aktiven Darmreinigung beginnt der Darm allmählich damit, tiefsitzende Schlacken und Giftstoffe aus seinem Gewebe zu lösen. Die eigentliche Entgiftung des Darms hat begonnen.

Während dieser Entgiftungsphase können Patienten weiterhin viel tun, um den Prozess zu unterstützen.

Die wichtigsten Maßnahmen sind:

Geregelte Flüssigkeitszufuhr

Damit die giftigen Schlacken den Darm zügig verlassen können, muss er regelmäßig gut durchspült werden. Das funktioniert am besten, wenn man viel trinkt und hier vorzugsweise klare Flüssigkeiten wie Mineralwasser ohne Kohlensäure, ungesüßte Kräutertees oder Suppenbrühe.

Bewegungs- und Entspannungsmaßnahmen

Sehr verdauungsfördernd wirken während der Entgiftungsphase auch Bewegungsmaßnahmen. Sie regen den Stoffwechsel und damit die Ausleitung von Schlacken und Giftstoffen weiter an. Empfehlenswert sind hier vor allem leichte Bewegungsangebote wie regelmäßige Spaziergänge, Gymnastik oder *Yoga*.

Letzteres ist auch eine hervorragende Möglichkeit zur Entspannung, was die Darmnerven und damit den Verdauungsprozess beruhigt.

Du findest in diesem Buch als **Bonus vier entsprechende Yoga-Übungen** sowohl beschrieben als auch bildlich dargestellt. Probier' sie doch einfach mal aus! ☺

Auch andere Entspannungsmaßnahmen wie *Aromatherapien* oder *Massagen* helfen, das Verdauungsgeschehen zu normalisieren und etwaige Stressursachen für Darmbeschwerden zu entschärfen.

Manuelle Therapiemaßnahmen

Die Darmperistaltik lässt sich im Zuge der Entgiftung durch sogenannte *Colon-Massagen* anregen. Mittels gezielter Druckbehandlung an bestimmten Punkten der Dickdarmmuskulatur kann man hierdurch das Verdauungsgeschehen im weiteren Therapieverlauf positiv beeinflussen. Alternativ können auch *Massagetechniken aus der Traditionellen Chinesischen Medizin* oder dem *Ayurveda* zum Einsatz kommen, die sich gezielt mit der Auflösung von Blockaden im körpereigenen Qi-Fluss beschäftigen und oftmals sehr erfolgreich Störungen im Bereich der Darmfunktionen beheben können.

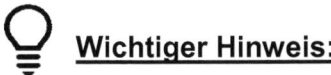

Wichtiger Hinweis:

Lass' solche Massagen aber bitte nur von professionellen Therapie-Masseuren durchführen, um eine fehlerhafte Ausführung der Drucktherapie und damit Störreize im Bereich der Darmperistaltik zu vermeiden!

3. Phase - Wiederaufbau und Stärkung der Darmflora

Mit Blick auf die Darmflora sind bei einer Darmsanierung vor allem **probiotische Nahrungsmittel** unabdingbar.

Darunter versteht man Produkte, die lebensfähige Mikroorganismen enthalten, welche auch in unserer natürlichen Darmflora vorkommen. Sie sollten deshalb nach der Entgiftungsphase vermehrt in den Ernährungsplan aufgenommen werden.

Ebenso wirken sich **Schleimstoffe** günstig auf die Wiederherstellung einer gesunden Darmflora aus. Sie wirken beruhigend auf gereizte Darmabschnitte und bilden außerdem auch einen zusätzlichen Schutz für die Darmschleimhaut.

Einzelheiten hierzu findest Du zusammen mit weiteren Ernährungsempfehlungen im Abschnitt „Ernährung während der Darmsanierung".

*****

Informationen zur Anwendungshäufigkeit der Darmsanierung

Es wird empfohlen, eine Darmsanierung etwa ein- bis zweimal pro Jahr durchzuführen.[12] Öfter sollte man ein vollständiges Sanierungsprogramm aber nicht anwenden. Dies aus verschiedenen Gründen:

Zunächst einmal ist gerade die erste Phase der Darmsanierung für den Körper eine gewisse Herausforderung. Die massive Entwässerung leitet zwar Schlacken zuverlässig aus, bedeutet gleichzeitig aber auch kritische Gradwanderungen im Flüssigkeitshaushalt des Körpers. Zudem besitzen viele Abführmittel ein gewisses Suchtpotential und können auf Dauer die natürliche Verdauungsfunktion des Darms beeinträchtigen. Sie sollten deshalb eigentlich nur bei konkreten Beschwerden genutzt werden. Während dem Sanierungsvorgang sind mehrere Anwendungen binnen weniger Wochen aber kein Problem.

---

[12] Ratgeber gesund leben: https://www.ratgeber-gesund-leben.de/darmsanierung-so-gehts/#Darmsanierung_wie_oft

Ein weiterer Aspekt, der für eine zeitliche Beschränkung der Darmsanierung spricht, ist die Nährstoffversorgung.

Zwar können viele Nahrungsmittel, die zur Sanierung des Darms eine wichtige Rolle spielen, bestimmte Nährstoffe problemlos liefern, andere bleiben dafür aber leicht auf der Strecke. Gerade tierische Nahrungsmittel wie Fisch oder Eier, die als wichtige Nährstoffquellen für Proteine sowie die Vitamine A, B und D gelten, bleiben im Ernährungsplan für eine Darmsanierung häufig außen vor.

Nach einem mehrwöchigen Sanierungsprogramm muss deshalb dringend eine längere Phase der Nährstoffoptimierung erfolgen, um Mangelerscheinungen zu verhindern!

Grundlegende Ernährungsmaßnahmen wie der Verzicht auf stopfende Nahrungsmittel oder Alkohol sowie der Verzehr von Probiotika und anderen verdauungsfördernden Nahrungsmitteln lassen sich aber dennoch dauerhaft in die Ernährung mit einbinden.

Auch weiterführende Bewegungs- und Entspannungsmaßnahmen dürfen gerne Teil einer langfristigen Umstellung der Lebensgewohnheiten werden.

Zumindest Teilmaßnahmen des Sanierungs-prozesses können also nach der eigentlichen Darmsanierung ohne Bedenken weiter fortgeführt werden, was eine insgesamt gesündere und darmfreundlichere Lebensweise positiv beein-flusst.

Die besten Therapieansätze bei Darmsanierung

Es gibt grundsätzlich zwei verschiedene Varianten der Darmsanierungskur, wobei sich je nach Ursache und Durchführungskonzept in beiden Fällen gewisse Vorteile ergeben.

Durch eine **Darmsanierung in Eigenregie zuhause** ist Anwendern hier die Möglichkeit gegeben, vermehrt Maßnahmen zur Stärkung ihres Darms zu ergreifen, die sich leicht in den Alltag integrieren lassen und damit dauerhaft ein besseres Bewusstsein für die Darmgesundheit schaffen. Die mehrwöchige Routine einer solchen Darmsanierung vermittelt dabei ein gutes Gespür für die Bedürfnisse des Darms. Einzelne Programmelemente können zudem ganz individuell geplant und ohne Terminbindung ausgeführt werden.

Im Gegensatz dazu findet die **ärztliche Darmsanierung** unter Anleitung fachkundiger Experten statt, was zusätzliche Behandlungsoptionen eröffnet.

Beispielsweise darf eine *Colon-Therapie* nur von einem geschulten Facharzt durchgeführt werden und auch bestimmte Abführmittel sowie Spezialprodukte zur Darmsanierung sind unter Umständen verschreibungspflichtig.

Ebenso setzen Spezialmassagen und manche Kursangebote zur Bewegungstherapie die Anwesenheit eines Experten voraus.

Der Nachteil der ärztlichen Darmsanierung besteht allerdings darin, dass sie eventuell mit höheren Zusatzkosten für Sonderbehandlungen und verschreibungspflichtige Präparate verbunden ist. Man sollte vorab also abwägen und entscheiden, welches Behandlungsmodell für die persönlichen Belange geeignet ist.

 Wichtiger Hinweis:

Patienten mit schweren Krankheiten sollten darüber hinaus jedwede Pläne zur Darmsanierung ohnehin mit ihrem behandelnden Arzt besprechen, da er über geeignete Sanierungsmaßnahmen fallbezogen entscheiden muss und eventuell weitere Empfehlungen sowie Hinweise aussprechen kann.

*****

Ärztliche Zuständigkeit für Darmsanierung

An der Durchführung einer Darmsanierung können Vertreter der unterschiedlichsten medizinischen Fachgebiete beteiligt sein:

Der *Internist* als Facharzt für Magen-Darm-Gesundheit stellt hier womöglich eine erste Diagnose zu bestehenden Darmerkrankungen und empfiehlt dann die Darmsanierung als ärztlichen Therapieansatz. Er führt auf Wunsch des Patienten auch die *Colon-Therapie* durch, welche das Einführen von Schläuchen zur Darmspülung erfordert und deshalb als invasives Therapieverfahren nur von Fachärzten vollzogen werden darf.

Andere Maßnahmen zur Darmsanierung, etwa die Einnahme heilpflanzlicher Abführmittel oder Globuli, fallen in den Zuständigkeitsbereich der *Heilpraktiker*. Sie können gleichzeitig auch detaillierte Ernährungsempfehlungen geben und Menschen mit besonderem Interesse an Naturheilverfahren Hilfestellung leisten.

Eine weitere gute Anlaufstelle sind in diesem Zusammenhang *Ernährungstherapeuten.*

In Sachen Bewegungsmaßnahmen und manueller Therapie gehen die Zuständigkeitsbereiche abermals weit auseinander.

Denkbar sind Bewegungstherapien durch **Physiotherapeuten** mit besonderem Augenmerk auf Darmgesundheit. Doch auch professionelle **Masseure, Yoga-Lehrer, Sportexperten** und **Fachärzte aus dem Bereich der Traditionellen Chinesischen Medizin** kommen als Ansprechpartner und Fachbetreuung in Frage.

 Wichtiger Hinweis:

Stelle bei der Wahl Deiner Experten zur Darmsanierung sicher, dass die Personen über ausreichende Referenzen und qualifizierende Zertifikate verfügen, die sie zur Durchführung derartiger Therapiemaßnahmen berechtigen!

Auf keinen Fall solltest Du Dich in die Hände eines Hobby-Experten begeben, der weder eine angemessene Ausbildung noch die Lizenz zur fachlichen Betreuung einer Darmsanierung hat. In diesen Fällen ist es meist besser, auf private Maßnahmen zu setzen und im Zweifelsfall Rat beim Hausarzt einzuholen.

*****

Darmsanierung bei Kindern

Es gibt zahlreiche Gründe, warum eine Darmsanierung auch für Kinder geeignet ist. Gerade der kindliche Darm ist sehr anfällig hinsichtlich Gesundheitsbeschwerden und Störreizen, weil sich die Darmflora noch im Aufbau befindet. Infektionen und Krankheitserreger können darum einen beachtlichen Schaden im Darm eines Kindes anrichten.

Die häufigste Ursache für eine Darmsanierung im Kindesalter ist eine Fehlbesiedelung der Darmflora. Sie nimmt meist schon unmittelbar nach der Geburt ihren Lauf.

Beispielsweise neigen Kinder, die von ihren Müttern nicht gestillt wurden, dazu, ein dauerhaftes Defizit an Milchsäurebakterien in der Darmflora zu entwickeln, das mit voranschreitendem Alter immer größer wird.

Später können dann auch frühkindliche Ernährungsfehler, Antibiotika-Therapien gegen klassische Kinderkrankheiten wie zum Beispiel Magen-Darm-Infekte und auch Allergien die Darmschwäche noch verstärken.

Eine Darmsanierung bei Kindern muss auf besonders schonende Weise durchgeführt werden.

Das bedeutet vor allem den Verzicht auf aggressive Behandlungsmaßnahmen wie eine Darmreinigung durch Abführmittel. Stattdessen wird bei Kindern ausschließlich durch eine probiotische Ernährung beziehungsweise eine Verabreichung sanfter medikamentöser **Probiotika** und **Präbiotika** behandelt.[13]

Die Probiotika reichern dabei die kindliche Darmflora mit zusätzlichen Darmbakterien und Darmmikroorganismen wie Milchsäurebakterien an. Ergänzend schaffen Präbiotika im Darm ein angemessenes Milieu, in dem sich Darmbakterien besser halten und vermehren können.

Zu den *wichtigsten Präbiotika* zählen dabei unverarbeitete pflanzliche Nahrungsmittel wie Topinambur, Chicorée oder Schwarzwurzel.

Sie können ganz einfach in die Ernährung des Kindes mit eingebaut oder als Auszüge pflanzlicher Heilmittel in Apotheken und Reformhäusern gekauft werden. Die Gabe an das Kind erfolgt dabei täglich durch Einrühren der Mittel in Wasser, Tee oder Saft, wobei sich Eltern an die Dosierungsanweisung der jeweiligen Präparate halten sollten.

---

[13] Vital Fit & Gesund: https://www.vital-fit-und-gesund.de/darmsanierung-bei-kindern/

Der positive Effekt einer solchen Darmsanierung bei Kindern ist durch Studien belegt. Dabei geht der Nutzen weit über darmbasierte Erkrankungen hinaus und kann sogar

- Allergien
- Koliken
- chronischen Mittelohrentzündungen
- und Neurodermitis

entgegenwirken.
Selbst das Risiko kognitiver Entwicklungsstörungen des ungeborenen Kindes kann durch probiotische Maßnahmen dieser Art seitens der werdenden Mutter erfolgreich reduziert werden.

Darmsanierung nach Antibiotika-Therapie

Darmsanierungen werden, wie bereits erwähnt, häufig aufgrund Schädigungen an der Darmflora durchgeführt. Diese werden nicht selten durch eine aggressive Antibiotika-Therapie verursacht. Denn auch wenn antibiotische Medikamente eigentlich genutzt werden, um schädliche Krankheitserreger zu beseitigen, machen die medizinischen Wirkstoffe doch keinen Unterschied zwischen guten und bösen Mikroorganismen.

Bei der Anwendung von Antibiotika kann es deshalb zu einer starken Reduktion der bakteriellen Darmflora kommen, was Folge-infektionen begünstigt und die Verdauung beeinträchtigt.

Klassische Symptome sind hier Blähungen, Bauchschmerzen und Durchfall.

Eine Darmsanierung kann jedoch auch hier helfen.

Zunächst einmal werden durch den Reinigungs-prozess Medikamentenrückstände und Überreste abgetöteter Infektionskeime gleichermaßen aus dem Darm gespült.

Darüber hinaus kann die anschließende Darm-Diät zur Stärkung des Darms auch antibiotikainduzierte Schäden an der Darmflora beheben.

Nun gibt es mittlerweile aber auch viele Studien, welche die Einnahme von Probiotika zur Schadensregulierung von Antibiotika-Therapien im Darm kritisch bewerten.[14] So konnten einige Forscher beispielsweise nachweisen, dass die pauschale Einnahme probiotischer Mittel die Regeneration der Darmflora nach Antibiotika-Schäden sogar verzögern kann. Außerdem scheint es durch die vermehrte Aufnahme von Probiotika bei einigen Antibiotika-Patienten zu einer erhöhten Ansammlung von Milchsäurebakterien im Dünndarm kommen, wo sie dann durch die vermehrte Produktion von D-Milchsäure bestehende Verdauungsbeschwerden wie Bauchschmerzen oder Blähungen verstärken.

In Anbetracht dieser widersprüchlichen Studienergebnisse ist es angeraten, die Regeneration der Darmflora nach einer Antibiotika-Therapie zunächst durch umfassende Reinigung und generelle Schonkost zu unterstützen, ehe man zu probiotischen Nahrungsmitteln oder gar hoch konzentrierten Arznei-Probiotika greift.

---

[14] Deutsche Apotheker Zeitung: https://www.deutsche-apotheker-zeitung.de/news/artikel/2018/09/12/probiotika-nicht-immer-sinnvoll-und-harmlos

Danach ist ein verstärkter Wiederaufbau durch Probiotika weiterhin möglich.

Inzwischen gibt es sogar ärztliche Stuhlproben-Diagnosen anhand derer abgeschätzt werden kann, wann der Einsatz von Probiotika sinnvoll ist.

Grundsätzlich gilt aber:
Die Darmsanierung gibt bereits einen gewissen zeitlich geordneten Ablauf vor, welcher dem Darm nach der Einnahme von Antibiotika genügend Zeit zur eigenständigen Entgiftung gibt, bevor es zur Anwendung probiotischer Nahrungs- und Arzneimittel kommt.

Es wird jedoch empfohlen, zumindest die Nutzung probiotischer Medikamente nur nach Absprache mit dem behandelnden Arzt durch-zuführen!

*****

Darmsanierung auf natürlicher Basis mit sanften Haus- und Arzneimitteln

Von verdauungsfördernden Getreidesorten wie Leinsamen über Verdauungskräuter wie Fenchel bis hin zu Probiotika wie Sauerkraut verdanken wir der Alternativmedizin viele Wissensschätze, die zur Darmgesundheit beitragen.

Häufig sind entsprechende Hausmittel schon seit Jahrhunderten volksmedizinisch im Gebrauch, was beweist, dass unsere Vorfahren sehr wohl wussten, wie man seinem Darm im Falle von Fehlfunktionen wieder auf die Sprünge hilft.

Je nach medizinischer Vorgeschichte können sich dabei unterschiedliche Heilmittel und Medikamente für eine Darmsanierung anbieten.

Einige Nahrungsmittel, die im Zuge einer Darmsanierung im Ernährungsplan auftauchen, sind bewährte heilpflanzliche Mittel zur Verdauungsförderung oder haben eine abführende Wirkung, die sich vor allem in der anfänglichen Reinigungsphase der Darmsanierung bezahlt machen.

Das gilt insbesondere für einige Heilkräuter, Gemüsekräuter und Getreidesorten.

So sind Naturprodukte wie Sauerkrautsaft oder Rizinusöl zum Beispiel als natürliche Abführmittel bekannt und werden deshalb gerne zusätzlich zu medizinischen Einläufen für die Darmreinigung verwendet.

Verdauungsfördernde Kräuter wie Sennesblätter, Faulbaumrinde oder Fenchelsamen können wiederum als Darm-Tee zubereitet werden, der dann neben dem flüssigkeitsspendenden Aspekt auch einen stimulierenden Effekt auf die Darmfunktionen hat.

Derartige natürliche Darmsanierungsmaßnahmen werden umso wichtiger, wenn Patienten mit einer bestehenden Krankheit zu kämpfen haben, die besondere Vorsicht bei der Anwendung von Medikamenten zur Darmsanierung erfordern.

Darmsanierung mit Okoubaka Globuli

Ein wahres Allround-Talent auf dem Gebiet der Darmsanierung aus dem Bereich der Homö-opathie sollen *Globuli aus Okoubaka* sein.

Dabei handelt es sich um Globuli mit Auszügen des westafrikanischen Okoubaka-Baumes (*Okoubaka aubrevillei*). Die pulverisierte Rinde des Baumes wird in der Volksmedizin Westafrikas seit jeher zur Behandlung schwerer Vergiftungen und Infektionen genutzt.

In der Homöopathie genießt Okoubaka zudem den Ruf, ein besonders gutes Heilmittel für Darmkuren nach einer Antibiotika-Therapie sowie zur Behandlung von Darmbeschwerden als Folge von Neurodermitis, Allergien, Lebensmittelvergiftungen und Nahrungsmittelunverträglichkeiten zu sein.[15]

Entschlackungsdiät bei bestehenden Intoleranzen

Bei verschiedenen stofflichen Unverträglichkeiten wird innerhalb einer Darmsanierung häufig eine basische Diät angesetzt, die wie eine heilsame Fastenkur gegen Intoleranzen wirkt.

Bei *Fruktose-Intoleranz* müssen zum Beispiel stark fruchtzuckerhaltige Obstsorten außen vor gelassen werden.

---

[15] Homöopathie Quelle: https://www.homoeopathie-quelle.de/ einzelmittel/okoubaka

Von Bedeutung ist dagegen fructosearmes Obst wie Beeren, Wassermelonen oder Pflaumen, die interessanterweise oftmals auch den Sanierungsprozess positiv beeinflusst.

Menschen mit *Histamin-Intoleranz* wiederum müssen grundsätzlich auf histaminhaltige Nahrungsmittel wie Zitrusfrüchte, Fertigprodukte, Räucherfleisch oder zu stark vorbehandelte Milchprodukt (z.B. pasteurisierte Milch oder Hartkäse) verzichten. Es handelt sich hier um Nahrungsmittel, die auch für eine Darmsanierung nicht geeignet sind, was aufzeigt, wie gut ein Sanierungsprogramm mit der Behandlung von Intoleranzen harmonieren kann.

Bei *Laktoseintoleranz* wird dagegen immer wieder angenommen, dass Milchprodukte grundsätzlich zu meiden sind. Dabei können im Falle eines Laktasemangels gerade probiotische Joghurts die Verdauung überschüssiger Laktose anregen.[16]

---

[16] Probiotika.de: https://www.probiotika.de/wirkung/wirkung-probiotika-laktoseintoleranz/

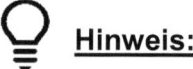 **Hinweis:**

Mehr zum Thema „Intoleranzen" kannst Du auch noch im Kapitel „Intoleranzen und Nahrungsmittelunverträglichkeiten" nachlesen.

Heilerde bei leichten Verdauungsbeschwerden

Geht es bei der Darmsanierung lediglich darum, harmlose jedoch hartnäckige Verdauungsprobleme wie Verstopfung oder Darmträgheit zu beseitigen, so haben sich neben Einläufen mit Glaubersalz und Co. auch Leinsamen, Rizinusöl, Sauerkrautsaft und Heilerde bewährt. Letztere gilt als altbewährtes Hausmittel bei Verdauungsbeschwerden, das dem Darm obendrein auch eine gute Mineralkur verpasst. Denn Heilerde bindet im Darm schädliche Körperschlacken und ist außerdem reich an Eisen, Kalzium, Kupfer, Magnesium und Silizium – fünf essenzielle Mineralien bzw. Spurenelemente, die unser Körper und insbesondere der Darm täglich brauchen. Darüber hinaus neutralisieren sie überschüssige Magensäure und helfen damit gegen Verdauungsprobleme wie Sodbrennen oder Blähungen.

Zwei klassische Varianten der Heilerde, die während der Darmsanierung zum Einsatz kommen, sind *Betonit* und *Zeolith*.

Heilfasten

Ursprünglich war Fasten ein religiöser Brauch, aus diesem sind inzwischen jedoch viele verschiedene Varianten und Diäten entstanden.

Das reicht vom Selbstfasten zuhause bis hin zu Fasten- bzw. Abnehmkuren in speziellen Kliniken. Man kann Saftfasten mit Gemüse-/Obstsäften und Smoothies, Tees oder Brühen oder gibt es auch auf naturheilkundlicher Basis die sogenannte Schrothkur und noch einige mehr.

Ziel des Heilfastens ist es, den Stoffwechsel in Schwung zu bringen und den Darm zu reinigen. Dabei wird über einen bestimmten Zeitraum, der sich von ein paar Tagen bis zu vier Wochen hinziehen kann, teilweise oder auch komplett auf feste Nahrung verzichtet, man nimmt weniger als 500 Kalorien am Tag zu sich.

Positive Wirkungen des (Heil-)Fastens

☺ auf den Stoffwechsel - er wird entlastet und optimiert.

☺ auf Herz und Kreislauf.

☺ auf chronische Darmerkrankungen sowie Allergien, Gicht, Asthma und Rheuma.

☺ Schonung der Verdauungsorgane.

☺ Gewichtsreduktion bzw. Vorbeugung von Übergewicht

☺ Vorbeugung bzw. Schutz vor Diabetes Typ2

Viele Menschen schwören auch auf das *„intermittierende Fasten"*, sie fasten immer wieder in regelmäßigen Abständen für eine kurze Zeit.

Homöopathische Darmsanierung mit Schüssler Salzen

Eine gezielt homöopathische Darmkur lässt sich mit den Schüssler Salzen Nr. 4, 9 und 10 erreichen.

Dahinter verbirgt sich eine spezielle Natrium-Kalium-Kur, die der Darmtätigkeit wieder auf die Sprünge helfen soll.[17]

Hierzu wird über den Zeitraum von vier Wochen morgens das Schüssler Salz *Nr.10 Natrium sulfuricum D6* zur allgemeinen Darmreinigung eingenommen. Mittags folgt dann eine gezielte Stoffwechsel- und Verdauungsanregung mit dem Schüssler Salz *Nr.9 Natrium phosphoricum*, bevor abends zur Stärkung der Schleimhäute das Schüssler Salz *Nr. 4 Kalium chloratum* eingenommen wird.

Probiotika bei Neurodermitis

Für eine Darmsanierung bei Patienten mit Neurodermitis sprechen sich inzwischen immer mehr Experten aus.
Es geht hierbei um eine sogenannte Symbioselenkung, die Patienten mit chronischen Hauterkrankungen vor Überempfindlichkeits-reaktionen der Haut im Infektionsfall bewahrt.[18]
Neben gängigen Sanierungsmaßnahmen wie der

---

[17] Gesundheitsberatung.de:
https://www.gesundheitsberatung.de/schuessler-salze/kuren/darmkur
[18] Neurodermitis Portal:
https://www.neurodermitisportal.de/darmsanierung-symbioselenkung/

Einnahme von Heilerde, Leinsamen oder Flohsamenschalen ist Menschen, die an einem atopischen Ekzem leiden hier vor allem die Anwendung probiotischer Arzneimittel wie *Mutaflor* oder *Symbioflor* zu empfohlen.

Diese können im Übrigen auch von anderen Darmsanierungspatienten angewendet werden. Wie probiotische Nahrungsmittel enthalten sie natürliche Mikroorganismen der Darmflora, wodurch sich einerseits der Eigenschutz des Darms gegen Krankheitserreger erhöhen lässt, andererseits lassen sich durch die Stärkung der Darmflora auch Überreaktionen der Haut und Schleimhäute bei chronischen Hautkrankheiten wie Neurodermitis oder Schuppenflechte minimieren.

Schwefelkur bei Darminfektionen und Darmschwäche

Gegen lästige Parasiten im Darm soll eine Schwefelkur besonders gute Wirkung zeigen.

Dafür verwendet man in der Regel anorganischen Schwefel in Pulverform, den es in vielen Apotheken und inzwischen auch online zu kaufen gibt.

Das Schwefelpulver soll im Darm schädliche Bakterien bekämpfen, wohingegen die Vermehrung gesunder Darmbakterien durch die Schwefelkur stimuliert wird.

Besonders gute Wirkung soll eine solche Kur bei *Borreliose* und anderen Infektionen zeigen.

Doch auch Körperschlacken und Giftstoffe wie Alkohol werden durch den Schwefel angeregt, der ein wichtiger Baustein für viele Verdauungsenzyme ist.

Die Anwendung der Schwefelkur dauert dabei so lange an, bis sich der Körper durch vermehrtes Ablassen von Darmwinden und Ausdünstungen über die Haut aller Schadstoffe entledigt hat. Die Kur ist beendet, sobald es nicht mehr zur Ausscheidung dieser übelriechenden Winde und Transpirationen kommt.

Verdauungskräuter bei Reizdarmsyndrom

Menschen mit Reizdarm plagt eine erhöhte Sensibilität ihres Darms auf Störreize. Das gilt nicht nur für aggressive Nahrungsmittelzusätze, sondern auch für erhöhte körperliche bzw. mentale Stressbelastung.

Beides kann mit einer wohltuenden Sanierung der Darmgesundheit erfolgreich abgebaut werden, denn während der Behandlung sind Patienten dazu angehalten, sich gezielt auf ihr Wohlbefinden zu konzentrieren und werden dadurch auf die vielen kleinen Dinge aufmerksam, die ihrem Darm Probleme bereiten.

Eine schonende Kost zur Reinigung und Stärkung des Darms in Kombination mit nützlichen Präparaten wie *Kijimea* oder *Loperamid* bringt zusätzliche Stärkung für den unruhigen Darmtrakt.

Abgerundet wird die Kur durch darmfreundliche Tees aus Kräutern wie *Fenchel, Anis, Kümmel, Schöllkraut, Kamille* oder *Melisse*, die auch in vielen pflanzlichen Kombinationspräparaten gegen Reizdarm enthalten sind.

*****

Die Wiederentdeckung der Stuhltransplantation

Hier noch ein kurzer Überblick über eine recht alte Therapie-Form in Bezug auf die Darmgesundheit, die in der letzten Zeit wieder vermehrt in den Fokus rückt:
Die **Stuhltransplantation**!

Diese Therapie wurde schon vor über 1.000 Jahren in der chinesischen Medizin praktiziert und auch in den 1950er Jahren gab es hierzu diverse Versuche, doch obwohl diese erfolgreich waren, wurden sie dann nicht weiter verfolgt, was vielleicht auch der Tatsache geschuldet ist, dass viele Menschen die Vorstellung einer Stuhltransplantation doch etwas abstoßend und befremdlich finden.

Ziel einer Stuhltransplantation ist es, dass die mit dem Kot verpflanzten Bakterien im Darm des Empfängers ein gesundes neues Ökosystem mit Darmbakterien aufbauen.
Besonders bewährt hat sich diese Form der Therapie bei Patienten mit schweren **Clostridium-difficile-Infektionen**, einem der häufigsten Krankenhauskeime.

Diese sind für Menschen mit einer gesunden Darmflora nicht gefährlich, denn deren Darm ist dagegen ausreichend gewappnet.

Kranke und geschwächte Menschen, bei denen zum Beispiel eine Antibiotikabehandlung durchgeführt wurde, sind jedoch anfällig für schädliche Bakterien und Keime, die den ganzen Darm überwuchern können und Sporen bilden, die immun gegen das übliche Antibiotika sind.

Diese Menschen erleiden dann immer wieder Infektionen und in Deutschland sterben dadurch bedauerlicherweise jährlich ca. 400 Menschen.

Viele Ärzte sind nun allerdings überrascht davon, dass doch immer mehr Patienten nach dieser Form der Therapie fragen und bereit sind, eine Stuhltransplantation vornehmen zu lassen – das zeigt von deren enormem Leidensdruck!

Aber obwohl einem hohen Prozentanteil der Patienten mit einer Stuhltransplantation rasch und nachhaltig geholfen werden kann, bestehen dennoch auch Risiken, die man bedenken und abwägen sollte:

An Krankheiten wie zum Beispiel Darmkrebs oder auch an Autoimmunkrankheiten ist eine schädliche Darmbakterienflora möglicherweise nicht unschuldig, deshalb sollte der Stuhlspender sorgfältig ausgewählt werden!

Vorzugsweise kommen hier Spender in Frage, die mit dem Stuhl-Empfänger verwandt sind oder es kann auch der Lebenspartner sein, weil von diesem die Darmflora aufgrund der gleichen Ernährung ähnlich ist. Außerdem sollte der Spender natürlich gesund und normalgewichtig sein, keine Drogen konsumieren und auch keine Antibiotika nehmen.

Wenn Du hierzu noch mehr Informationen möchtest, dann wende Dich an den Arzt Deines Vertrauens bzw. entsprechende Fachärzte.

Nach der Darmsanierung – worauf ist zu achten?

Eine Darmsanierung hat langfristig selbstverständlich zum Ziel, die Darmgesundheit nachhaltig zu verbessern. In diesem Sinne sollen die Gründe, die ursprünglich ausschlaggebend für die Behandlung waren, nach Möglichkeit reduziert, im Idealfall sogar dauerhaft behoben werden. Zwar gibt es diverse chronische Krankheiten, bei denen eine Darmsanierung lediglich unterstützende Hilfe bieten kann, doch auch hier ist es Zweck der Anwendung, den Betroffenen künftig zu einer darmfreundlicheren Ernährungs- und Lebensweise anzuleiten.

Nach der Reinigungsphase zu Beginn der Darmkur stehen deshalb Maßnahmen im Vordergrund, die Patienten ein besseres Gefühl für die eigene Darmgesundheit vermitteln sollen. Diese umfassen zum einen grundlegende Ernährungsumstellungen, welche darauf abzielen, dem Anwender ein besseres Gespür für die ernährungsbezogenen Bedürfnisse seines Darms zu geben.

Auch können durch die Ernährungsmaßnahmen Unverträglichkeiten und Nährstoffdefizite perfekt ausgelotet werden, was ebenfalls zur Stärkung des Darms beiträgt.

Ergänzend hierzu bietet die Sanierungsphase auch die Möglichkeit andere Lebensumstände zu überprüfen, die Einfluss auf die Darmgesundheit nehmen, darunter:

- Bewegungsgewohnheiten (z.b. Bewegungsmangel als Ursache für Darmträgheit)
- Stress (z.b. Termindruck oder seelische Belastung als Grund für Verdauungsprobleme)
- Umwelteinflüsse (z.b. darmschädliche Stoffe im Wohn- und Arbeitsumfeld)

Sobald die Darmsanierung erfolgreich abgeschlossen wurde, sollte der Status quo idealerweise erhalten bleiben, indem Betroffene auch weiterhin die nötigen Schritte unternehmen, um bewusst auf ihre Darmgesundheit zu achten.

Die angesprochenen Alltagsaspekte sind demnach auch nach der Behandlung im Auge zu behalten und Reaktionen des Darms auf entsprechende Stör- bzw. Reizfaktoren dementsprechend entgegen zu wirken.

Langfristige Präventionsmaßnahmen
zum Erhalt der Darmgesundheit

Eine Darmsanierung hat freilich wenig Sinn, wenn der Anwender danach wieder in alte, ungesunde Verhaltensmuster verfällt! Eigentlich soll die Sanierung nämlich den Grundstein für eine in Zukunft optimierte Lebensweise legen, die dem Darm langfristig zu Gute kommt. Die individuell abgestimmten Ernährungsmaßnahmen, ebenso wie die Entschlackung des Darms sind also erst der Anfang.

Insgesamt geht es um einen geistigen Wandel beim Patienten, der dessen Verständnis von der Notwendigkeit eines darmfreundlichen Alltagsverhaltens stärkt. Nur dann können entsprechende Umstellungen in der Ernährung und im persönlichen Alltag zu dauerhaftem Erfolg führen.

Um eine Darmsanierung also für eine nachhaltige Verbesserung der Darmgesundheit zu nutzen, sind auch nach der Behandlung darmschädliche Verhaltensweisen möglichst einzustellen. Das bedeutet vor allem:

- wenig bis gar kein Alkoholkonsum
- das Rauchen reduzieren oder ganz einstellen
- Alltagsstress und nervliche Belastung vermeiden
- Schadstoffbelastung in der Umgebung reduzieren
- Nahrungsmittel mit künstlichen Zusatzstoffen, Allergenen und anderen Triggern meiden
- die Darmflora kontinuierlich durch natürliche, probiotische Nahrungsmittel stärken
- das Immunsystem durch vitaminreiche Kost mit viel Obst und Gemüse unterstützen
- bevorzugt leicht verdauliche und verdauungsfördernde Nahrungsmittel nutzen
- Einsatz aggressiver Medikamente wie Antibiotika eingrenzen
- Die Verdauung durch regelmäßige Bewegung ankurbeln

Die Darmsanierung selbst kann zusätzlich in regelmäßigen Abständen wiederholt werden, sodass sie zu einem wertvollen Reinigungs- und Stärkungsritual wird, das der Darmgesundheit jährlich einen neutralen Ausgangspunkt für weitere darmfreundliche Bestrebungen bietet.

Insgesamt sollte eine solche Sanierung – wie bereits erwähnt - maximal ein- bis zweimal pro Jahr durchgeführt werden, damit sie nicht als Ersatz, sondern als ergänzende Unterstützung für eine darmfreundliche Lebensweise fungiert.

Yoga in Kombination mit dem Darm

Die asiatische Heilkunst kennt mitunter viele Behandlungsansätze zur Darmgesundheit, die im Westen noch relativ neu oder unbekannt sind.

Yoga erfreut sich diesbezüglich schon seit Jahren einer großen Beliebtheit, wobei das Bewegungs- und Meditationskonzept nicht nur wegen seinem Entspannungseffekt auf den Darm interessant ist, denn das Yoga-Konzept hat seinen Ursprung im *Ayurveda,* das die Einheit von Körper, Geist und Seele anstrebt.

Dementsprechend können Körperorgane wie der Darm nur dann störungsfrei arbeiten, wenn Geist und Seele im Einklang sind. Umgekehrt bedürfen auch Seele und Geist eines ungestörten Körperablaufes.

Um diese dreifaltige Einheit zu gewährleisten, nutzt Ayurveda neben ernährungsbasierten Maßnahmen und Heilkräutern vor allem Bewegungspraktiken wie Yoga, die gestörte Körperabläufe regulieren sollen.

Eine ganz spezielle Technik ist hierbei das sogenannte *Shankprakshalana*, die Muschel-Reinigung.[19]

Eine Art yogische Darmreinigung, bei der in festgelegten Abständen je 1 bis 2 Gläser mit leicht gesalzenem, warmem Wasser getrunken und zwischen jeder Wassereinnahme verschiedene Yoga-Übungen ausgeführt werden.

Insgesamt werden dem Körper so 4 bis 6 Liter Salzwasser zugeführt, die in ihrer Wirkung den abführenden Kochsalzlösungen einer gewöhnlichen Darmreinigung ähneln.

Der Darm wird durch die Salzwasserkur folglich zu einer vermehrten Ausscheidung von Stuhl und Darmschlacken angeregt, wobei der Ablauf über einen Zeitraum von 2 bis 3 Stunden so lange wiederholt wird, bis nur noch klares Wasser ausgeschieden wird.

Nach der Reinigungskur muss der Anwender zunächst 45 Minuten lang still liegen und seinem Darm eine kurze Ruhezeit gönnen.

Danach steht das *Kitchari* an. Eine spezielle Shankprakshalana-Mahlzeit, die aus gekochtem Reis, Mungbohnen und Ghee (indisches Butterschmalz) besteht.

---

[19] Yoga im Zentrum:
https://www.yogaimzentrum.de/leseecke/darmreinigung/

Abermals steht hier die Schonung des Darms durch leicht bekömmliche Gerichte im Vordergrund, was aufzeigt, wie gut diese Yoga-Technik zu Zwecken der Darmsanierung geeignet ist.

Über einen Zeitraum von 7 bis 10 Tagen kann diese Art des Darmreinigungs-Yoga also ein echter Zugewinn für die Darmgesundheit sein.

In vielerlei Hinsicht stellt Shankprakshalana eine traditionelle Urform der Darmreinigung dar.
Dass Yoga-Praktiken in der Tat ihre Wirkung zeigen, wird durch die Tatsache untermauert, dass Yoga im Jahre 2016 von der UNESCO zum Immateriellen Weltkulturerbe erklärt wurde.
Eine Darmreinigung mittels Shankprakshalana ist demnach nicht nur medizinisch, sondern auch kulturhistorisch von besonderer Bedeutung.

Insgesamt kann diese Yoga-Darmreinigung bis zu zwei Mal pro Jahr durchgeführt und durchaus auch mit Maßnahmen einer herkömmlichen Darmreinigung kombiniert werden.

*****

Yoga-Übungen
für eine ayurvedische Darmsanierung
nach Art des Shankaprakshalana

Yoga-Übungen helfen mit ihren stimulierenden Dehn- und Massagemaßnahmen dabei, den Stofftransport zu optimieren und insbesondere den Abtransport von Abbauprodukten anzuregen. Darüber hinaus muss auch die Darmmuskulatur wie alle Muskeln im Körper trainiert, gelockert und gefordert werden, um funktionstüchtig zu bleiben.

Neben Sportübungen wie Situps oder Liegestützen sind hierbei gerade bestimmte Yoga-Figuren besonders hilfreich, weil sie sich gezielt auf die Bauchregion und die dort befindlichen Muskelabschnitte konzentrieren.

Die Yoga-Philosophie zur Darmreinigung geht medizinisch korrekt davon aus, dass die Darmzellen lebenslänglich Giftstoffe produzieren, die regelmäßig entleert werden müssen. Seien es nun Schlacken, die im Zuge des Verdauungsprozesses entstehen, Stoffwechselabbauprodukte, die nicht vollständig ausgeleitet werden oder schädliche Umwelteinflüsse wie giftige Schadstoffe und Krankheitserreger – sie alle hinterlassen ihre stofflichen Spuren am Darmgewebe und erhöhen damit das Risiko von Funktionsstörungen im Darm.

Gleiches gilt für Abbauprodukte von Medikamenten und schädlichen Zusatzstoffen in der Nahrung.

Shankaprakshalana stellt darauf ab, die Entleerungsfunktion der Darmzellen durch gleichzeitiges Dehnen, Massieren und Druckstimulation der Bauchregion zu verbessern und so die Ausleitung der Schlacken zu veranlassen.
Ziel ist also eine Anregung der Selbstreinigungsfunktion des Darms unter Zuhilfenahme spezieller Bewegungs- und Haltungsmuster.

Die ayurvedische Darmsanierung nach Art des Shankaprakshalana hat durchaus ihren Sinn.
Immerhin sind die Darmwände von etlichen Blutgefäßen durchzogen, welche die Zellen des Darms mit Nährstoffen versorgen und im Gegenzug auch Nährstoffe aus dem verdauten Nahrungsbrei aufnehmen. Eine gute Durchblutung ist folglich unerlässlich für den Stofftransport, der auch Abbauprodukte des Darms beinhaltet.

Es gibt im Yoga einige ganz gezielte Übungen, mit denen sich die Verdauung stimulieren und in Folge der Darm reinigen lässt.

Sie können ganz unkompliziert zuhause durchgeführt werden, wobei im Yoga Unerfahrene zunächst mit leichteren Übungen beginnen sollten.

Auch ist es wichtig, sich vor Ausübung der Yoga-Figuren ausreichend aufzuwärmen!
Ein paar anfängliche Dehnungsübungen steigern nämlich die Flexibilität des Körpers und tun der Darmfunktion ebenfalls gut.

Was Du zur Durchführung von Shankaprakshalana benötigst, ist neben einer **Übungsmatte** vor allem **bequeme Kleidung**, die den Bauch nicht einschneidet.
Und suche Dir am besten einen harmonischen Platz in den eigenen vier Wänden, an dem Du besonders gut entspannen kannst.

Zusätzlich ist es sinnvoll, dem zeitlichen Programm der ayurvedischen Darmreinigung zu folgen. Nimm also vor den Übungen Salzwasser zu Dir und mache dann die ersten Übungen bzw. Figuren.
Solltest Du währenddessen auf die Toilette müssen, schließe die aktuelle Figur ab und unterbreche das Training.

Nach dem Toilettengang geht es dann so lange immer wieder von vorne los, bis Du keinen Stuhl- bzw. Harndrang mehr verspürst und nur noch klares Wasser ausgeschieden wird.

Das Procedere kann also eine Weile dauern, weshalb es – wie bereits erwähnt – wichtig ist, dass Du Dir einen angenehmen Übungsplatz aussuchst.

Entspannende Musik, zum Beispiel Meditations- klänge oder ähnlich atmosphärische Melodien sind ebenfalls äußerst hilfreich, um das Yoga und die ayurvedische Darmsanierung so entspannt und harmonisch wie möglich zu machen.

Zu beachten ist, dass erst 45 Minuten nach dem Shankaprakshalana das **Kitchari** eingenommen wird. Diese zeitversetzte Nahrungsaufnahme ist wichtig, um den Darm nicht zu überfordern!

 Hinweis:

Wie man dieses Gericht zubereitet, findest Du im entsprechenden Rezeptteil weiter hinten im Buch. Es kann relativ einfach zubereitet werden und ist ein wunderbares Hilfsmittel zur Unterstützung der ayurvedischen Darmsanierung.

Yoga-Übungen zum Aufwärmen

Manche Yoga-Bewegungen sind wie geschaffen für eine anfängliche Dehnübung. Sie lockern Arme, Beine und den Oberkörper wunderbar auf, bevor es an anspruchsvollere Figuren geht. Zudem lässt sich mit ihnen auch bereits eine erste Stimulation des Darms erreichen.

Hier ein kleiner Überblick:

Streckübung für den Dünndarm

Stelle Dich aufrecht hin und bringe Deine Füße etwa 30 cm voneinander entfernt solide in Position.

Strecke Deinen Rücken gut durch und falte sodann Deine Hände halb geöffnet zusammen.

Die Handflächen werden nach außen gedreht und anschließend langsam über den Kopf gen Himmel gestreckt.

Es folgt jeweils eine seitliche Hüftbeuge nach links und nach rechts, wobei der Wechsel ruhig und in fließenden Übergängen geschehen sollte.

Dank dieser Übung wird der Magenpförtner zur Öffnung angeregt, sodass Verdauungssäfte frei gen Dünndarm fließen können. Durch die Hüftbeugen wird der Aufguss dann durch den Dünndarm weiter gen Dickdarm geleitet.

Übung 1 für die Darmwindungen

Begebe Dich zurück in Deine Ausgangsposition im Stand.

Halte Deinen Rücken gerade und strecke nun beide Arme zur Seite aus.

Als erstes wird der linke Arm so angewinkelt, dass der Daumen das rechte Schlüsselbein berührt.

Es folgt eine Drehung des Kopfes zur rechten Seite mit Blick auf die Fingerspitzen der rechten Hand.

Führe eine Hüftdrehung aus, bei der Dein rechter Arm so weit wie möglich nach hinten wandert.

Ist der Grenzpunkt erreicht, kehre zurück in die Ausgangsposition und wechsle das Procedere nun auf die andere Seite.

Die Übung wird vier Mal wiederholt, wobei ein Durchgang insgesamt nicht länger als 10 Sekunden dauern darf.

Die Dehnübung dient der Entzerrung der Darmwindungen, welche durch die gestreckte Haltung in Kombination mit der Hüftdrehung eine sanfte Streckung erfahren.

Übung 2 für die Darmwindungen

Streckübungen sind für die Darmwindungen eine Wohltat, weil gestauchte Darmabschnitte hierdurch entkrampft und "zurecht gezogen" werden. Für die Darmperistaltik ist das eine gute Stimulation und auch die Darmnerven lassen sich hierdurch beruhigen, sodass Krämpfe und Bauchschmerzen eine deutliche Linderung erfahren.

Die zweite Yoga-Übung für Deine Darm-windungen zielt genau hierauf ab.
Begebe Dich vom Stand aus langsam in eine Liegestütz-Position auf dem Boden. Stelle dabei sicher, dass nur Deine Hände und Zehen den Boden berühren, während Beine, Knie und Becken gestreckt in der Luft verharren.
Die Füße sollten abermals etwa 30 cm auseinander stehen.
Die Arme werden durchgestreckt.
Als nächstes drehst Du den Oberkörper nach rechts, bis Du freie Sicht auf Deine linke Ferse hast. Verbleibe für etwa 8 - 10 Sekunden in dieser Position, bevor Du dieselbe Bewegung auf der linken Seite wiederholst.

Übung für den Grimmdarm

Als wichtigster Verdauungsabschnitt des Dick-darms ist der Grimmdarm häufig Ursache von Verdauungsbeschwerden wie Verstopfung oder Darmschmerzen.

Eine entstörende Übung für den aufsteigenden Teil des Dickdarms ist deshalb während einer Darmsanierung genau das Richtige.

Gehe in die Hocke und achte dabei weiterhin auf einen korrekten Fußabstand von etwa 30 cm.

Der Po sollte nicht über die Fersen ragen, sondern diesen vorgelagert sein.

Nun spreize Deine Knie leicht auseinander und drehe zuerst das rechte Knie vor den linken Fuß.

Dabei macht Dein Oberkörper eine Drehung nach links, sodass Deine Körperhaltung einem leichten Spiralverlauf folgt.

Zur Stabilisierung der Körperhaltung wird die linke Hand auf den linken Schenkel gepresst und in Richtung des Bauches gedrückt.

Dies baut einen sachten Druck auf den Grimmdarm auf, dessen Muskulatur dadurch stimuliert wird.

Insgesamt sollte diese Übung nicht mehr als 15 Sekunden dauern.

Vier Spezial-Figuren zur Darmsanierung mit Yoga

Die nachfolgenden Übungen sind ganz gezielt auf die Verbesserung der Darmfunktionalität ausgelegt. Sie sollen gemäß der Yoga-Philosophie Blockaden im Bauch lösen, die zur Störung der darmeigenen Funktion beitragen.

Damit Du Dein Lesegerät nicht ständig mitschleppen musst, kannst Du Dir die Übungen als druckfertiges PDF am Ende des Buches als QR-Code herunterladen oder direkt über Eingabe des folgendes Links:

www.bit.ly/bonuswohlfühldarm[20]

Begonnen wird mit einer Übungsposition in Bauchlage, die dann über eine Rückenlage in die Sitzposition übergeht.

Figur 1: Bhujangasana (die Kobra)

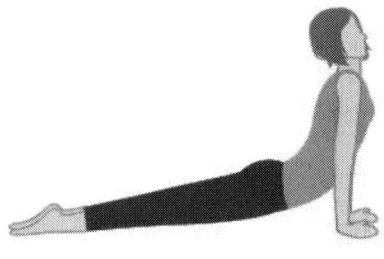

Bhujangasana soll durch die Nachahmung der Körperhaltung einer Kobra die Bauchorgane stimulieren. Das behutsame Durchstrecken des Bauches fungiert dabei wie eine leichte Massage und ist nicht nur bei Verstopfungen und Darmsanierungen, sondern im Falle von Frauen auch bei zyklusbedingten Krämpfen hilfreich. Immerhin befinden sich in unmittelbarer Nachbarschaft zum Darm auch die weiblichen Geschlechtsorgane, die Eierstöcke und der Uterus, die somit ebenfalls von Bhujangasana profitieren.

Anleitung:
Lege Dich flach auf Deinen Bauch und lege Deine Beine dicht nebeneinander.
Dein Körper sollte nun lang ausgestreckt sein.
Lege jetzt Deine Handflächen neben Deinen Schultern ab und bereite Dich darauf vor, Deinen Körper in einer fließenden Bewegung schlangenartig empor zu heben.
Begreife hierfür Deinen Kopf als Verlängerung der Wirbelsäule, der die Aufwärtsbewegung des Körpers anführt.
Atme bewusst ein und aus und richte Deinen Bauchnabel zur korrekten Ausführung der Übung gen Wirbelsäule aus.
Mit dem nächsten Einatmen hebe Deinen Kopf vorsichtig an und hebe dann auch Deinen Körper nach dem Wirbelsäulenverlauf mit den Handflächen an.

Figur 2: Shalabhasana (die Heuschrecke)

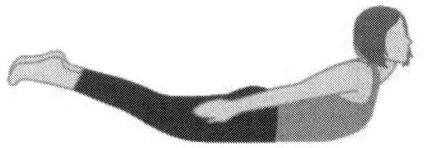

Der Bauchdruck kann mitunter großen Einfluss auf die Darmfunktion nehmen. Je nachdem, in welcher Position und mit welcher Intensität der Druck ausgeführt wird, hat dies unterschiedliche Auswirkungen auf den Darm. Derartige Drucktechniken sind zum Beispiel aus der Akupressur und Massage bekannt, wo sie ebenfalls Blockaden lösen sollen. Beim Yoga helfen vor allem Druckanwendungen in Bauchlage dabei, den Darm zu entstören. Gerade der Zugdruck kann hier Wunder bewirken, was neben der Kobra auch die Figur der Heuschrecke beweist.

Anleitung:
Bleibe weiter in Deiner Bauchlage und lege Deine Arme dicht neben Deinen Körper, sodass sie eng am Bauch anliegen.

Die Handflächen zeigen nach unten, das Kinn liegt auf der Trainingsmatte auf.

Atme einmal tief ein und aus. Beim Ausatmen wird der Bauch erneut nach innen gezogen.

Das nächste Einatmen wird kombiniert mit dem Anheben der Beine ausgeführt.

Geübte Yoga-Praktizierende schaffen es hierbei, ihre Beine soweit hochzuheben, dass die Körperfigur einer leicht geschwungenen Kelle entsteht. Fange aber moderat an und lege Deine Beine stets dann ab, wenn Deine Kräfte nachlassen. Dabei wird ruhig weiter geatmet, der Kopf abschließend zur Seite gedreht, die Füße und Beine gelockert.

Figur 3: Sarvangasana (die Kerze / der Schulterstand)

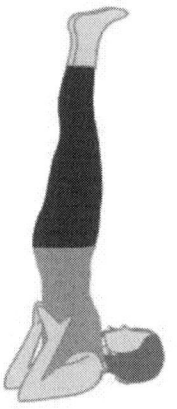

Ein gesunder Bauchdruck, der die Ausleitung von Schlacken unterstützt, wird auch durch die Figur der Kerze erwirkt.

Sie ist eine der wohl bekanntesten Yoga-Figuren überhaupt, sollte aber gerade deshalb besonders sorgfältig ausgeübt werden. Denn viele halten den Schulterstand für eine Figur, die man spielend leicht und deshalb gerne mal flapsig und halbherzig ausführen kann. Die richtige Herangehensweise ist allerdings wichtig, denn es darf nichts forciert werden. Ansonsten könnte sich die Darmmuskulatur verkrampfen, was keine Blockaden oder Giftstoffe löst, sondern Verdauungsbeschwerden vielmehr verschlimmert.

Anleitung:
Drehe Dich aus Deiner Bauchlage heraus auf den Rücken.

Schließe die Beine und lege die Arme mit den Handflächen auf den Boden dicht an den Körper an.

Atme ein paar Mal entspannt ein und aus, bevor Du damit beginnst, die Grundstellung anzugehen.

Hebe zunächst die Beine vorsichtig an, gefolgt von Deinem Becken.

Nehme nun Deine Hände zur Hilfe, um Dein Becken abzustützen und bemühe Dich nun um einen aufrechten und geraden Schulterstand.

Die Position sollte für ca. 1 bis 5 Minuten gehalten werden.

Figur 4: Ardha Matsyendrasana (der halbe Dreisitz)

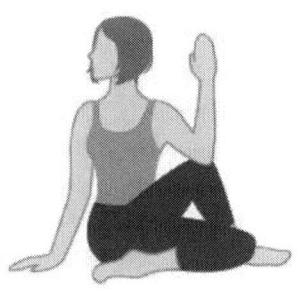

Nach der Dehnbehandlung in Bauchlage bietet eine kurze Sitzposition den Darmorganen Gelegenheit, sich ebenfalls wieder zu setzen. Durch das Dehnen gelöste Stoffe können nun ausgeleitet werden. Auch findest Du nach den Übungen in Bauch- und Rückenlage durch das Sitzen wieder Deine Körpermitte, was einen harmonischen Abschluss für die Darmübungen darstellt.

Anleitung:
Gehe von der Rückenlage in eine Sitzhaltung über.
Dein linkes Bein wird dabei mit dem Fuß rechts neben dem Po im Halbschneidersitz angewinkelt.
Das rechte Bein wird über das linke geschlagen und die Position mit dem rechten Arm hinter dem Rücken abgestützt.

Blicke dabei über Deine rechte Schulter und atme tief ein und aus.

Mit jedem Einatmen ziehst Du das rechte Bein etwas näher an Deinen Körper.

Es entsteht ein stabiler Dreisitz, der die inneren Bauchorgane gleichzeitig massiert, stimuliert und dehnt.

*****

Ernährung während der Darmsanierung

Eigentlich versteht es sich von selbst, dass der Ernährungsplan während einer Darmsanierung möglichst fettarm und zuckerfrei sein sollte, um den Sanierungsprozess optimal zu unterstützen.
Künstliche Nahrungsmittelzusätze wie Farb- und Aromastoffe, sind zu meiden, da sie zur erneuten Schlackenbildung beitragen.

Und auch der Fleischverzehr sollte im Rahmen einer Darmsanierung vorübergehend eingestellt oder zumindest auf magere Fleischsorten reduziert werden, da Fleisch grundsätzlich einen höheren Verdauungsaufwand für den Darm bedeutet und somit den Entgiftungsvorgang beeinträchtigt.

Ähnlich sieht es bei stopfenden Nahrungsmitteln (z.B. Weißbrot) und blähenden Gemüsesorten wie Weißkohl aus.

Eines der wichtigsten Hilfsmittel während der Darmsanierung ist eine gute Flüssigkeitszufuhr.
Zu Beginn einer Darmsanierung ist deshalb eine zeitweise Ernährung durch Flüssignahrung sinnvoll.

Tees, leichte Suppenbrühen und viel Mineralwasser spülen den Darm gut durch, reinigen ihn dadurch und beschleunigen die Ausleitung von Körperschlacken, bedeuten zudem einen geringen Verdauungsaufwand für den Darm, was wiederum die Darmfunktionen reguliert und Verdauungsbeschwerden wie Verstopfung oder Blähungen entgegenwirkt.

Darüber hinaus lassen sich durch eine gute Flüssigkeitszufuhr auch Dehydrierungen vermeiden und der Elektrolythaushalt des Körpers wird verbessert, was bei der Anwendung von Darmreinigungsmitteln ein gewisses Risiko darstellt.

Getränke

Es ist wichtig, die richtigen Getränkevarianten und Nahrungsmittel zu wählen.

Alkohol und allzu salzhaltige Suppen sind diesbezüglich gewiss nicht die beste Wahl. Während Alkohol Stoffwechsel- und Leberfunktionen beeinträchtigt, entzieht ein hoher Salzgehalt dem Körper unnötig zusätzliche Flüssigkeitsreserven.

Sinnvoll sind daher eher leicht gesalzene Suppen und zucker- sowie alkoholfreie Getränke, darunter ungesüßte Tees oder Wasser.

Softdrinks wie Cola oder Limonade sind dagegen zu meiden, da sie vielfach künstliche Zusatzstoffe enthalten, die – wie erwähnt – nicht förderlich für den Entschlackungsprozess sind.

Besser sind hier mit Wasser verdünnte Säfte, bei denen jedoch der Fruchtzucker bzw. Fruchtsäuregehalt im Blick behalten werden muss.

Zu bevorzugen sind außerdem verdauungsfördernde und antioxidative Säfte wie

- ☺ **trübe Fruchtsäfte** (z.B. trüber Apfelsaft oder Pflaumensaft)
- ☺ **Beerensäfte** (z.B. Cranberry- oder Aroniasaft)
- ☺ **Getreide- und Gemüsesäfte** (z.B. Brottrunk, Sauerkraut- oder Karottensaft)

Obst

Obst sollte während der Darmsanierung zur vereinfachten Verdauung püriert werden, weshalb sich ungesüßte Smoothies und Fruchtbreis als Darreichungsform besonders anbieten.

Es ist hier enorm wichtig, Obstsorten mit einem hohen Gehalt an Fruchtsäure zu meiden, da diese einerseits geschwächte Schleimhautabschnitte im Darm weiter zersetzen und so zu Bauchschmerzen und Reizungen der Darmwände führen können.

Andererseits wird durch überhöhte Fruchtsäurezufuhr auch der pH-Wert des Darms gestört. Die Folge sind dann zum Beispiel Verdauungsbeschwerden und Sodbrennen.

Ebenso begünstigen Störungen im Säure-Basen-Haushalt sowie eine damit verbundene Übersäuerung des Körpers vermehrte Schlackenansammlungen, was der Entschlackung des Stoffwechsels bei einer Darmsanierung nicht wirklich zu Gute kommt. Aus diesem Grund wird von Experten während dem Sanierungsprozess im Darmbereich häufig eine basische Ernährung verfolgt.

Sieh' also von säurehaltigem Obst wie Kiwis, Ananas oder Sauerkirschen ab und nutze lieber basische Obstsorten wie

- ☺ **Äpfel**
- ☺ **Bananen**
- ☺ **Beerenfrüchte** (z.B. Blaubeeren, Heidelbeeren oder Brombeeren)
- ☺ **Birnen**
- ☺ **Datteln**
- ☺ **Feigen**
- ☺ **Pflaumen**
- ☺ **Quitten**

Einige dieser Obstvarianten können die Darmsanierung auch in Saftform (z.B. naturtrüber Apfelsaft oder Pflaumensaft) unterstützen, da sie eine leicht abführende Wirkung besitzen und so ideal für die Reinigungsphase sind.

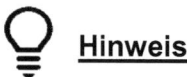 **Hinweis:**

Zitronen gehören trotz ihrer Säure auch zum basischen Obst!
Sie enthalten basische Substanzen und Mineralstoffe wie Kalzium, Magnesium und Kalium, die den Säure-Basen-Haushalt im Körper unterstützen, den Stoffwechsel in Gang bringen und die Entschlackung fördern.
Auch sie können deshalb bei einer Darmsanierung in den Speiseplan mit eingebaut werden.

Gemüse

Bei Gemüse ist es mit Blick auf eine Darmsanierung ratsam, dieses vor dem Verzehr ausreichend zu dünsten und zum Beispiel in Suppenform zu verzehren.
Verzichte aber bitte auf blähende Gemüsesorten wie z.B. Weißkohl oder Bohnen. Sie könnten den Verlauf der Darmsanierung durch entsprechende Verdauungsstörungen verzögern.

Viel besser geeignet ist mehliges, weiches und fermentiertes Gemüse wie zum Beispiel

☺ **Artischocken**
☺ **Fenchel**
☺ **Kartoffeln**
☺ **Kimchi**
☺ **Möhren**
☺ **Sauerkraut**
☺ **Schwarzwurzel**
☺ **Soja**
☺ **Spargel**
☺ **Topinambur**

Getreide, Nüsse und Hülsenfrüchte

Mit Blick auf Getreide sei gesagt, dass bei einer Darmsanierung vor allem Vollkornprodukte im Vordergrund stehen. Die hier mitverarbeitete Getreideschale enthält neben wichtigen Mineralstoffen auch eine ordentliche Portion Ballaststoffe, die grobe Schlackenrückstände von der Darmwand putzen und die Verdauung anregen. Zudem sind Getreidebreis sehr verdauungsfreundlich und helfen zusätzlich bei der Entschlackung.

Zu den wichtigsten Getreideprodukten, Hülsenfrüchten und Nüssen für einen geeigneten
Ernährungsplan während der Darmsanierung
gehören dementsprechend:

- ☺ **Leinsamen**
- ☺ **Naturreis**
- ☺ **Weizenkleie**
- ☺ **Flohsamen**
- ☺ **Couscous**
- ☺ **Grießbrei und Hirsebrei**
- ☺ **Haferschleim und Haferflocken**
- ☺ **Vollkornbrot bzw. Knäckebrot**

Dem Getreide in vielerlei Hinsicht sehr ähnlich
sind Nüsse.
Das gilt einerseits für ihre Nährstoff-
zusammensetzung, die sich wie bei Getreidesorten auf essenzielle Mineralien und
Spurenelemente konzentriert. Andererseits sind
auch Nüsse sehr reich an Ballaststoffen und
daher gut für die Verdauung.
Nussmischungen und Studentenfutter, das viele
verschiedene Nusssorten enthält, sind während
der Darmsanierung als leckere Knabberei also
definitiv zu empfehlen.

Weiter auch:

☺ **Erdnüsse**

☺ **Haselnüsse**

☺ **Walnüsse**

☺ **Mandeln**

Ganz ähnlich verhält es sich auch mit Hülsenfrüchten, wobei Darmsanierungspatienten hier
von blähenden Varianten wie Bohnen absehen
sollten.
Folgende Hülsenfrüchte erweisen sich als
hilfreich für eine Darmsanierung:

☺ **Erbsen**

☺ **Linsen**

Probiotika und Milchprodukte

Es sei erwähnt, dass sich in der Gruppe der
Gemüsesorten auch einige wichtige Probiotika
tummeln.
Gerade Sojaprodukte und fermentiertes bzw. in
Apfelessig eingelegtes Gemüse wie Sauerkraut,
Kimchi, eingelegte Gurken oder Miso gelten als
wunderbare Quelle für Milchsäurebakterien, die
unsere Darmflora stärken und somit zur
Regulierung der Verdauungsfunktion beitragen.

In der Aufbauphase der Darmsanierung sollten besagte Nahrungsmittel daher nicht fehlen.

Weitere Probiotika stammen überwiegend aus der Nahrungsmittelgruppe der Milchprodukte.
Doch Vorsicht - viele milchhaltige Nahrungsmittel besitzen heutzutage nicht mehr den für Probiotika wichtigen Gehalt an Milchsäurebakterien!
Grund hierfür sind moderne Hygienestandards in der Nahrungsmittelindustrie, die aus Gründen der Keimfreiheit in Milchprodukten ein Abkochen der Milch vor der Weiterverarbeitung erfordern.
Dadurch werden allerdings nicht nur gesundheitsschädliche Keime vernichtet, es gehen ebenso durch das Erhitzen der Milch probiotische Mikroorganismen verloren. Daher ist es wichtig, beim Kauf der Milchprodukte auf Probiotika-Siegel zu achten.

Außerdem ist es für eine Darmsanierung sinnvoll, keine fettigen, sondern leicht bekömmliche Milch- und Sauermilcherzeugnisse zu wählen.
Hierzu gehören:
☺ **Buttermilch**
☺ **probiotischer Joghurt**
☺ **Kefir**
☺ **Mozzarella**
☺ **Molke**
☺ **saure Sahne**
☺ **Ziegenkäse/Fetakäse**

Ernährung nach der Darmsanierung

Geht es um die Ernährung nach der anfänglichen Reinigungsphase einer Darmsanierung, so sollten Patienten weiterhin darauf achten, nur leichtverdauliche Nahrungsmittel zu sich zu nehmen. Auch Produkte, die gezielt die Verdauung fördern sind empfehlenswert.

In diesem Zusammenhang wird vor allem der Begriff *Schonkost* häufig aufgegriffen (siehe hierzu auch das nachfolgende Kapitel).
Darunter versteht man maßgeblich eine Ernährung durch leichtverdauliche Obst- oder Gemüsesorten und verdauungsfördernde Getreideprodukte. Es geht bei einer Ernährung durch Schonkost also darum, die Verdauung so wenig wie möglich zu belasten, was für den Sanierungsprozess besondere Vorteile hat.

Vorsicht geboten ist dagegen bei einigen anderen Diät-Varianten, die sich nur bedingt mit dem Ernährungskonzept und auch mit den Behandlungsursachen einer Darmsanierung vertragen!

Bestes Beispiel hierfür ist die *ketogene Diät*.

Sie beruht in Teilen auf dem Weglassen kohlen-hydrat- und damit zuckerreicher Nahrungsmittel, was den Sanierungsmaßnahmen eigentlich zu Gute kommt. Allerdings werden bei der ketogenen Diät auch vermehrt Proteine weg-gelassen und sich stattdessen auf eine fettreiche Ernährung konzentriert, was kritisch zu bewerten ist.

Denn durch ein derartiges Ernährungskonzept wird zwar der Hungerstoffwechsel aktiviert, was beim Abbau von Übergewicht hilft, einer geschwächten Darmflora kann diese Ernährungs-weise aber auch stark zusetzen.[21]

Patienten, die eine Darmsanierung aus Gründen bestehender Darmschwächen durchführen, sollten daher von dieser Diät-Form absehen.

Leckere ketogene Nahrungsmittel wie Kürbis-kerne oder Spinat dürfen aber dennoch gerne mit in den Ernährungsplan bei Darmsanierung eingebaut werden.

*****

---

[21] Keto Up: https://www.keto-up.de/ketogene-ernaehrung-darmflora/

Schonkost

Unser Verdauungssystem leistet jeden Tag Schwerstarbeit und ist dabei mal mehr, mal weniger auf unsere Unterstützung angewiesen. Mit einer „Schonkost" können wir unseren Magen-Darm-Trakt aktiv unterstützen, wenn er mal aus dem Gleichgewicht geraten ist, sei es nun bei einem akuten Entzündungsschub des Darmes bzw. einem Reizdarm, nach einer Operation, bei Verstopfung, Völlegefühl, Durchfall, Sodbrennen, Verdauungsstörungen, Magendruck, Blähungen, bakteriellen oder viralen Infektionen des Magens, einem Magengeschwür, einer Magenschleimhautentzündung (*Gastritis*), einer chronischen Bauchspeicheldrüsenentzündung (*Pankreatitis*), Leber- und Gallenerkrankungen usw..

Und auch nach einer Fastenkur sollte man dem Magen nicht gleich wieder zu viel zumuten, sondern langsam und aufbauend wieder Nahrung zuführen.

Die sogenannte „Schonkost" – hierzu zählen insbesondere Tees, Brühen, Zwieback oder auch Toastbrot – erleichtert und beschleunigt die Heilung, lindert Beschwerden, verbessert das Wohlbefinden, entlastet den Darm und tut bei vielen Krankheiten dem Körper einfach gut.

Allerdings wäre eine solche Ernährung auf Dauer eine sehr einseitige und sollte nicht über einen längeren Zeitraum durchgeführt werden, sondern nach und nach wieder mehr Nahrungsmittel dazu genommen werden.

Ernährungswissenschaftler empfehlen hier eine mehrstufige Aufbaukost, die aus kleinen Portionen besteht, bis der Magen wieder voll „betriebsbereit" ist.

In einer **ersten Stufe** ist das Ziel die komplette Entlastung des Magen-Darm-Traktes, welche ein bis drei Tage dauern sollte.
Geeignete Nahrungsmittel sind ungesüßter Tee, z.B. Kamillentee, stilles Wasser, eine fettarme Brühe, Knäcke- oder Toastbrot, Zwieback, Haferflockensuppe o.ä.
Das wichtigste ist, viel Flüssigkeit zu sich zu nehmen und einfach verdauliche Kohlenhydrate.

Die **zweite Stufe** besteht aus leichter Aufbaukost und sollte sieben bis zehn Tage dauern, wobei hier das Ziel ist, den Körper mit etwas Energie und Nährstoffen zu versorgen.
Geeignete Nahrungsmittel sind ebenfalls un-gesüßter Tee, stilles Wasser, eine fettarme Brühe, Reis, Toastbrot, Zwieback, Gemüse-suppen oder –saft, Magerquark, Teigwaren, Kartoffelpüree, mildes Obst wie geriebener Apfel oder Banane, leicht verdauliches – vorzugsweise

gedünstetes – Gemüse wie z.B. Karotten oder Fenchel, mageres gekochtes Fleisch wie z.B. Huhn, Fisch, Honig, wenig Zucker, wenig Salz.
Hier liegt der Schwerpunkt auf leicht verdaulichen Kohlenhydraten, fettarmen Nahrungsmitteln und Eiweiß.

Die **dritte Stufe** stellt den langsamen Übergang zur Vollkost dar und sollte durchgeführt werden, bis die Beschwerden abgeklungen sind.
Hier sollte man ausprobieren, was einem gut tut und was man verträgt!
Zu den in der zweiten Stufe genannten Nahrungsmitteln kann man jetzt noch fettarme Milchprodukte und Gebäck nehmen sowie übergehen zu leicht gewürztem Essen.
Wichtig ist es nun, wieder mehr Ballaststoffe und Eiweiß zu sich zu nehmen und den Fettanteil (gesunde Fette) langsam zu erhöhen.

Grundsätzlich gilt es darauf zu achten, die Speisen schonend und bekömmlich zuzubereiten, das heißt, dem Braten mit viel Fett ist das Kochen, Dünsten oder Garen (z.B. in Bratfolie, dem Römertopf, Wasserbad oder Sous vide) vorzuziehen.
Fette, gebratene oder gepökelte Fleisch- und Wurstwaren sollte man meiden, genauso wie Blähungen verursachende Gemüsearten, Rohkost, Bratkartoffeln/Pommes, scharfe Gewürze, Alkohol, Nikotin und Kaffee.

Auch hier liegt es im eigenen Verantwortungs-
bereich auszuprobieren, was einem gut tut.

*****

Allgemeine Ernährungs-Informationen und Tipps

An dieser Stelle möchte ich darauf hinweisen, dass die Ernährungstipps und Rezepte in diesem Buch nur *Vorschläge* sind und auf meinen eigenen Erfahrungen und Erkenntnissen basieren.
Sie stellen *keine grundsätzliche Empfehlungen zur Ernährung* des jeweiligen Einzelnen dar!

Genauso unterschiedlich wie die Ursachen eines Reizdarms, Magen-/Darmproblemen und/oder Nahrungsmittelintoleranzen sind auch die Möglichkeiten, wie der/die Einzelne verschiedene Nahrungsmittel verträgt oder auch nicht.
Hier möchte ich Dich einfach darum bitten, auf Deinen Körper zu hören und selbst auszuprobieren, welche Nahrungsmittel Dir gut tun, welche Du verträgst und welche nicht.

Gegebenenfalls ist es auch angezeigt, einen Arzt oder Ernährungsexperten zu Rate zu ziehen.

Ballaststoffe

Sie sind ein unverzichtbarer Bestandteil einer gesunden Ernährung, weil sie die Verdauung anregen, Verdauungsbeschwerden vorbeugen und Schadstoffe binden.

Für Menschen mit einem Reizdarm sind allerdings in Bezug auf ballaststoffreiche Rezepte einige Grundregeln zu beachten, denn was für gesunde Menschen verträglich ist, kann bei Menschen mit Reizdarm zu nicht unerheblichen Komplikationen führen und die Symptome manchmal noch verstärken.

Deshalb gilt auch hier: Vorsichtig ausprobieren und gegebenenfalls den Rat eines Arztes oder eines Ernährungsexperten einholen!

Fettarme Ernährung

Ein häufiger, das Verdauungssystem belastender, Nahrungsbestandteil ist Fett. Es kann verantwortlich sein für durchfallartige Beschwerden und/oder schmerzhafte Magenkrämpfe.

Deshalb sollten gerade Menschen mit Magen-/Darmbeschwerden bzw. Reizdarm eine dauerhafte, fettarme Ernährung in Erwägung ziehen.

Leider enthalten neben den typischen fetthaltigen Nahrungsmitteln wie Öl, Butter, Margarine, Speck, Mayonnaise usw. auch viele Fleisch-, Wurst- und Fischsorten oder Schokolade Fett, die empfohlene Tagesmenge von ca. 80 g wird hierdurch häufig überschritten.

Eine Einschränkung des Verzehrs von solchen Fetten wirkt sich nicht nur positiv auf die Darmgesundheit aus, sondern beugt auch Übergewicht und Herz-Kreislauf-Beschwerden vor.

Zu unterscheiden ist allerdings zwischen ungesunden und gesunden Fetten!

Denn Fett ist auch lebenswichtig, es liefert Energie und wichtige Fettsäuren, gehört neben Proteinen und Kohlenhydraten zu den drei wichtigsten Grundbausteinen unserer Ernährung.

Folgende Nahrungsmittel enthalten besonders viele <u>gesunde Fette</u>:

☺ **Olivenöl**

☺ **Rapsöl**

☺ **Hanföl**

☺ **Leinöl**

☺ **Walnussöl, ganze Walnüsse**

☺ **Leinsamen**

☺ **Chia-Samen**

☺ **Sonnenblumenkerne**

☺ **Avocado**

☺ **Oliven**

Viele fettreiche Nahrungsmittel lassen sich ganz einfach durch entsprechende fettärmere Alternativen ersetzen.

Zum Beispiel die Bratkartoffeln durch Pell- oder Ofenkartoffeln, das Croissant am Morgen durch ein weniger fetthaltiges Milchbrötchen, der in der Pfanne gebratene Fisch kann durch einen gedünsteten oder gedämpften ersetzt werden, achte beim Kauf von Käse auf eine weniger fettreiche Sorte usw.

Grundsätzlich lohnt sich – gerade und vor allem auch bei Menschen mit Darmproblemen – der Verzicht auf Nahrungsmittel mit hohem, ungesunden Fettgehalt sowie eine generelle Reduzierung von tierischen zugunsten pflanzlicher Nahrungsmittel.

Es gibt viele leckere Alternativen!

Chili bei Darmproblemen bzw. Reizdarm?

Ich muss zugeben – auch ich war anfangs etwas erstaunt, als ich in verschiedenen Rezepten „Chilischoten" als Zutat las.

Scharfes Chili bei Reizdarm bzw. einem empfindlichen/angeschlagenen Darm?

Wie passt das denn?

Das wollte ich genauer wissen und habe zum einen recherchiert und es zum anderen selbst in diversen Rezepten ausprobiert.

Chili gehört zu den gesündesten Nahrungsmitteln der Welt.

Die aus Mittel- und Südamerika stammenden Chilischoten sind – was kaum bekannt ist – wahre Gesundheitsbringer.

Da die kleinen, roten Schoten aber überwiegend zum Schärfen von Speisen verwendet werden, denken viele, dass Chilischoten mit ihrer Schärfe die Schleimhäute, den Magen und den Darm reizen können, wenn letzterer eh schon „angeschlagen" ist.

Doch genau das Gegenteil ist der Fall!

Chilischoten enthalten Schutzstoffe, die sich sehr gut für den Aufbau von Schleimhäuten eignen.

Der bekannteste Inhaltsstoff ist dabei das *Capsaicin*, welches der Chili ihre charakteristische Schärfe verleiht. Und dieser Wirkstoff wird heute sogar therapeutisch bei Gastritis, Magenbluten oder Magengeschwüren eingesetzt.

Außerdem kann man mit dem Verzehr und der Verwendung von Chili bzw. Chilischoten – natürlich selbstverständlich in einer angepassten Menge!!! – den Stoffwechsel anheizen, denn dadurch schüttet unser Körper *Katecholamine* (z.B. Dopamin und Adrenalin) aus.

Diese Inhaltsstoffe sind dafür verantwortlich, dass wir anfangen zu schwitzen, was wiederum ein Zeichen dafür ist, dass der Stoffwechsel angeregt ist – es werden dabei mehr Kalorien verbrannt.

Weitere positive Nebeneffekte von Chili sind

☺ **Linderung von Schmerzen und Entzündungen im Körper**

☺ **Verbesserung der Blutzucker- und Blutfettwerte**

Chili fördert zum einen die Sensitivität von Insulin im Körper und zum anderen wirkt es durch den Inhaltsstoff *Capsaicin* auch schmerzsenkend.[22]

---

[22] https://www.dr-feil.com/blog/lebensmittel/chili.html

Fenchel & Sellerie – Gemüse, das Magen und Darm stärkt

Fenchel und Sellerie enthalten zahlreiche Vital- und Ballaststoffe, die das Verdauungssystem unterstützen, positiv auf den Stoffwechsel und die Durchblutung wirken, Beschwerden im Magen und Darm lindern, Entzündungen vorbeugen und das Immunsystem stärken – sie sind also ein wahres „Superfoods".

Fenchel ist leicht verdaulich und hat einen hohen Gehalt an *Betacarotin* und *Eisen*, was eine gut funktionierende Magenschleimhaut fördert und vor sauren Magensäften schützt und das wiederum ist eine wichtige Grundlage für das Wohlgefühl im Bauch.
Außerdem enthält Fenchel sogar doppelt so viel *Vitamin C* wie Zitrusfrüchte und unterstützt damit nicht nur das Immunsystem, sondern auch die Zellregeneration.

Sellerie ist vielseitig in der Zubereitung, basisch und hilft auf natürliche Weise bei Sodbrennen. Neben *Vitamin C* und *Betakarotin* enthält er auch *Polyphenole*, welche als *Antioxidantien* entzündungshemmende Eigenschaften besitzen, die Produktion von Magensäure regulieren und Magengeschwüren entgegen wirken können.

Kleine Mahlzeiten, Zeit zum Essen nehmen

Um Heißhungerattacken zu vermeiden, bei denen dann meist viel zu große Portionen auf dem Teller liegen, die dann auch noch schnell verschlungen werden und so Magenprobleme schon vorprogrammiert sind, sollte man lieber mehrere kleine Mahlzeiten über den Tag verteilt zu sich nehmen und dabei leicht bekömmliche Gerichte wählen wie zum Beispiel gedünstetes oder gekochtes Gemüse, Fisch oder leichte Suppen.

Außerdem nimm' Dir Zeit zum Essen und genieße es ganz bewusst!
Der Fernseher nebenher oder das Handy sollte davon nicht ablenken und darf gerne mal ausgeschalten bleiben!

Verdauungsspaziergang

Ein kleiner Spaziergang nach dem Essen regt die Verdauung an! Wenn möglich, nimm Dir die Zeit dafür!

Von dem oft angepriesenen „Verdauungs-schnaps" ist allerdings dringendst abzuraten, selbst wenn dieser Gewürze wie Anis oder Kümmel bzw. Kräuter enthält.

Grundsätzlich sei gesagt: Alkohol hemmt die Verdauung!

*****

Bonus – 35 leckere Rezepte für die Darmgesundheit

Die nachfolgenden Rezepte habe ich sorgfältig ausgewählt, kann allerdings keine allgemein gültigen Angaben zu den Verträglichkeiten machen, da die Reaktionen auf Nahrungsmittel und die Verträglichkeitsgrenzen ja doch sehr individuell sind.

Du kennst Deinen Körper und Deine Gesundheit am besten. Wenn also in den folgenden Rezepten Nahrungsmittel enthalten sind, von denen Du weißt, dass Du sie nicht verträgst, dann lass' diese als Zutat entweder ganz weg, ersetze sie durch etwas für Dich verträgliches oder wähle ein anderes Rezept.

*****

Kitchari – der ayurvedische Klassiker

Kitchari – der Name bedeutet so viel wie „Mischung" – ist ein einfach zuzubereitendes, ayurvedisches Gericht aus Reis und Mungbohnen.

Es unterstützt den Körper bei der Selbstreinigung und Ausleitung von Toxinen.

Kitchari ist sehr sättigend, doch fühlt man sich dennoch nach der Mahlzeit leicht und fit.

Traditionell wird dazu meistens *weißer Reis* (Basmati) verwendet, weil dieser besser verdaulich ist als Vollkornreis.

Mungbohnen sind besonders leicht verdaulich und verursachen keine Blähungen im Gegensatz zu anderen Bohnensorten. Sie enthalten Enzyme, die den Körper entgiften.

Zu empfehlen sind *Mung Dhal* – das sind gespaltene und gehäutete Mungbohnen, die so sehr gut verträglich sind. Sie sollten zudem vor dem Kochen mehrere Stunden in Wasser eingeweicht werden, denn das macht die Nährstoffe für den Körper leichter verfügbar, die Kochzeit wird verkürzt.

Verschiedene Gewürze tragen außerdem zur heilenden Wirkung von Kitchari bei.

Wärmende Eigenschaften haben *Fenchel, Nelken, Zimt, Ingwer* und *Kreuzkümmel.*

Koriander, Fenchel, Kreuzkümmel und Ingwer unterstützen zudem die Verdauung und tragen zur besseren Verdaulichkeit von Hülsenfrüchten bei.

Ingwer wirkt auch Übelkeit entgegen.

Eine entzündungshemmende und leberent-giftende Wirkung hat **Kurkuma**, es unterstützt die Verdauung von Proteinen.

Wenn Du also Deine Selbstheilungskräfte akti-vieren und Deinen Körper stärken möchtest – gerade auch bei einer Darmsanierung – eignet sich Kitchari hervorragend, denn es ist sehr gut verträglich.

Achte darauf, dass Du es nach Möglichkeit täglich frisch zubereitest, denn so schmeckt es am besten.

Portionen: 4

Zubereitungszeit: ca. 45 Minuten

Kalorien: 470 kcal

Schwierigkeitsgrad: einfach

Zutaten:

- 300 g Mung Dhal
- 300 g Basmati-Reis
- 3 EL Ghee (indisches Butterschmalz) oder Kokos-/Sesamöl als vegane Alternative
- 1 EL frischer Ingwer, klein gehackt
- 4 grüne Kardamom-Kapseln
- 3 Pfefferkörner

- 2 Stück Zimtrinde
- 2 Lorbeerblätter
- ¼ TL schwarze Senfkörner
- ½ TL Kreuzkümmel
- ½ TL Fenchelsamen
- 1 Nelke
- 2 TL gemahlener Koriander
- 1 TL Kurkuma
- etwas Steinsalz
- ca. 3 l Wasser
- 1 Karotte, mittelgroß
- 1 Zucchini, mittelgroß
- 3 EL Kokosflocken
- evtl. etwas Limettensaft (wenn dieser vertragen wird)

 Zubereitung:

Die Mung Dhal mehrere Stunden vor der Zubereitung schon in Wasser einweichen.

Die Zucchini waschen und in feine Würfel schneiden.

Die Karotte schälen und ebenfalls in Würfel schneiden.

Die Mung Dhal abgießen und den Basmati-Reis waschen.

In einem Topf das Ghee oder Kokos-/Sesamöl er-hitzen und die Gewürze darin bei schwacher Hitze anschwitzen, wobei das Kurkuma und der Koriander erst zum Schluss dazu kommen.

Dann die Mung Dhal und den Basmati-Reis mit in den Topf geben, mit dem Wasser aufgießen und ca. fünf Minuten bei starker Hitze aufkochen.

Dann die Temperatur zurückdrehen, die Karotten- und Zucchiniwürfel dazu geben und bei kleiner Hitze ca. 20 Minuten weiter köcheln lassen.

Anschließend den Topf zur Seite stellen und alles noch mal kurz durchziehen lassen.

Erst vor dem Servieren noch mal umrühren, die festen Bestandteile der Gewürze entfernen und mit Steinsalz abschmecken.

Wer mag und es verträgt, kann auch noch etwas Limettensaft darüber träufeln.

Tipp:

Während der Ernährung mit Kitchari bzw. einer Darmsanierung solltest Du viel trinken.

Hier bietet sich ein Tee aus Kreuzkümmel, Koriander- und Fenchelsamen an. Die Zutaten zu gleichen Teilen mischen und mit heißem Wasser aufgießen.

*****

Kimchi – probiotisch

Kimchi ist ein koreanisches Nationalgericht und wird traditionell aus **Chinakohl** hergestellt.

Jedoch kann man auch andere Gemüsesorten dazu verwenden wie zum Beispiel andere Kohlsorten, Gurken und auch Rettich.

Aus Chinakohl hergestellt ähnelt es unserem deutschen Sauerkraut, welches auch zu den probiotischen Nahrungsmitteln zählt.

In Korea wird jedes Gemüse, das durch Milchsäuregärung fermentiert wird, als Kimchi bezeichnet.

Es zählt zu den gesündesten Nahrungsmitteln der Welt, ist reich an Nährstoffen wie Proteinen, Aminosäuren, Eisen und anderen Mineralstoffe und auch den Vitaminen A, B und C, die durch die Fermentation haltbar gemacht werden. Der Vitamingehalt steigt durch die Milchsäuregärung sogar noch an, vor allem bei den B-Vitaminen.

Kimchi aus Kohl hergestellt hat wenig Kalorien, ist somit auch für die schlanke Linie zu empfehlen und leistet des Weiteren einen Beitrag zur Darmgesundheit, denn der Kohl steckt voller Ballaststoffe, die die Verdauung fördern.

Durch die Milchsäuregärung vermehren sich die Milchsäurebakterien und tragen zu einer gesunden Darmflora bei.

Am besten sollte das Kimchi immer selbst hergestellt werden!

Zwar gibt es Kimchi auch in Dosen zu kaufen, in dieser Form ist es allerdings meistens pasteurisiert, also nicht mehr roh und der probiotische Effekt geht verloren, die wichtigen Bakterienkulturen sind nicht mehr intakt.

„Frisches" Kimchi ist deshalb zu bevorzugen, wenn man seinem Darm etwas Gutes tun will.

Zubereitung:

Zunächst werden die Kohlblätter gewaschen, klein geschnitten und ein paar Stunden in Salz eingelegt. Das ist für die spätere Milchsäuregärung wichtig.

Anschließend wird der Kohl abgespült und abgetropft.

Dann wird eine Paste hergestellt, wobei man hier selbst variieren kann mit Knoblauch, Chili oder auch Ingwer. Wer mag kann auch Meeresfrüchte dazu geben.

Der Kohl und die Paste werden sodann miteinander vermischt und in einen Tontopf gefüllt, der dann zugedeckt wird, um die Masse zu verdichten.

Zum Fermentieren wird der Topf dann ein paar Tage bei Zimmertemperatur stehen gelassen.

*****

Amaranth-Müsli

Portionen: 2

Zubereitungszeit: ca. 10 Minuten

Kalorien: 430 kcal

Schwierigkeitsgrad: einfach

Zutaten:

- 25 g Mandeln
- 25 g Haselnüsse
- 1 Banane
- 1 Apfel
- ein paar Trauben
- 50 g Haferflocken
- 1 Becher Naturjoghurt (200 g)
- etwas Milch
- 5 EL Amaranth

Zubereitung:

Den Apfel waschen, schälen, Kerngehäuse entfernen und das Fruchtfleisch dann in Würfel schneiden.

Die Nüsse hacken und die Banane schälen und in Scheiben schneiden.

Zutaten auf zwei Schüsseln verteilen, ebenso auch die Haferflocken und den Joghurt.

Jeweils die Milch zugießen – je nach gewünschter Konsistenz des Müslis.

Die Trauben waschen, etwas abtrocknen, eventuell halbieren und als Garnitur auf die Müslischüsseln verteilen.

Tipp:
Lecker schmeckt das Müsli auch, wenn man Amaranth-Pops verwendet.

Diese kann man ganz leicht selbst herstellen, indem man den Amaranth in eine heiße Pfanne ohne Fett gibt und diese mit geschlossenem Deckel etwas hin und her bewegt.

*****

Amerikanisches Sandwich

Portionen: 1

Zubereitungszeit: ca. 5 Minuten

Schwierigkeitsgrad: sehr einfach

Kategorie: fructosefrei

Zutaten:

- 1 Scheiben Roggenmischbrot (wahlweise auch glutenfreies Brot, s. Rezept)
- ½ TL Margarine

- 2 Scheiben Putenbrust
- 2 dünne Scheiben Tofu
- 1 kleine Tomate
- 2 Salatblätter nach Wahl

Zubereitung:

Die Tomate und die Salatblätter waschen und trocken tupfen.

Die Tomate in Scheiben schneiden, dabei den Stielansatz entfernen.

Die Brotscheibe mit der Margarine bestreichen.

Darauf kommen sodann die Salatblätter, die Putenbrustscheiben, der Tofu und die Tomatenscheiben.

*****

Avocado-Crostini

Portionen: 2

Zubereitungszeit: ca. 35 Minuten

Kalorien: 300 kcal

Schwierigkeitsgrad: einfach

Zutaten:

- 1 Ciabatta
- 1 Avocado

- ¼ Zitrone
- 1 kleine Knoblauchzehe
- ca. 200 g Ziegenkäse oder Schafskäse, je nach Geschmack
- Salz & Pfeffer
- 4 Kirschtomaten
- ein paar Schnittlauch-Stängel

 Zubereitung:

Das Ciabatta in ca. 1 cm dicke Scheiben schneiden.

Anschließend auf dem Gitterrost des Backofens verteilen und im vorgeheizten Backofen bei 200°C goldgelb anrösten, herausnehmen und etwas abkühlen lassen.

In der Zwischenzeit die Avocado halbieren, den Stein entfernen, das Fruchtfleisch aus der Schale lösen und in eine Schüssel geben.

Die Zitrone darüber auspressen.

Die Knoblauchzehe schälen, fein hacken und den Ziegen- oder Schafskäse zerbröseln bzw. in kleine Würfel schneiden.

Alles zu dem Avocado-Fruchtfleisch in die Schüssel geben, fein pürieren und mit Salz und Pfeffer und eventuell noch etwas Zitronensaft abschmecken.

Anschließend die Tomaten waschen, etwas abtrocknen und in Scheiben schneiden.

Nun die Avocado-Creme auf die Ciabatta-Scheiben streichen und die Tomatenscheiben darauf legen.
Den Schnittlauch waschen, mit Küchenkrepp trockentupfen und in ca. 2 – 3 cm lange Stücke schneiden.
Auf die Crostini dekorieren und diese dann sofort servieren.

Tipp:
Ciabatta enthält sättigende Kohlenhydrate und Avocados wertvolle Vitamine und Fettsäuren, die einen wach machen und die Konzentration fördern.
Der Ziegenkäse enthält leicht verdauliches Eiweiß, was gut für die Muskeln ist.
Die Avocadocreme schmeckt auch ausgezeichnet auf getoastetem Vollkornbrot, das noch mehr Kohlenhydrate enthält als Ciabatta und deshalb länger satt macht.

*****

Asia-Salat mit Rinderfilet

Portionen: 1

Zubereitungszeit: ca. 25 Minuten

164

Schwierigkeitsgrad: mittel

 Kategorie: ballaststoffreich

Zutaten:

- 60 – 80 g Basmatireis
- 150 g Rinderfilet
- 40 g Zuckerschoten
- 1 Scheibe Ananas, frisch
- 1 Mu-Err-Pilz
- 40 g Mais
- 40 g Bambussprossen
- ¼ Knoblauchzehe
- 2 EL Öl
- Salz & Pfeffer
- 1 TL Sherryessig
- 1 TL Sojasauce
- fein geschnittene Kräuter nach Wahl

Zubereitung:

Den Reis nach Packungsanweisung kochen, abgießen und abkühlen lassen.

Den Mu-Err-Pilz in etwas Wasser einweichen.

Das Filet abspülen, mit Küchenpapier trocken tupfen und in Streifen schneiden.

In einer Pfanne etwas Öl erhitzen und das Fleisch darin ca. 4 Minuten anbraten und mit Salz und Pfeffer würzen.

Den Pilz ebenfalls in Streifen schneiden, zum Fleisch in die Pfanne geben und kurz mitbraten.

Die Zuckerschoten putzen, waschen und in etwas Salzwasser bissfest garen, dann abgießen.

Nun die Ananas in Würfel schneiden und zusammen mit den Bambussprossen, den Zuckerschoten, dem Fleisch und dem Pilz unter den Reis heben.

Sodann den Knoblauch schälen und durch eine Knoblauchpresse drücken.

Das restliche Öl mit dem Essig, der Sojasauce und dem Knoblauch zu einem Dressing verrühren und mit Salz und Pfeffer abschmecken.

Das Dressing unter die restlichen Zutaten heben und ca. 5 Minuten durchziehen lassen.

Zum Abschluss mit den Kräutern bestreuen.

*****

Asiatische Gemüsenudeln mit Austernpilzen

Portionen: 2

Zubereitungszeit: ca. 35 Minuten

Kalorien: 500 kcal

Schwierigkeitsgrad: einfach

🥗 Zutaten:

- 100 g Austernpilze
- 200 g Nudeln nach Wahl, gerne auch Vollkorn-nudeln
- 2 Frühlingszwiebeln
- 100 g Mungbohnensprossen
- 100 g Zuckerschoten
- 1 TL Rapsöl
- 1 TL Sesamöl
- 1 TL Austernsauce
- 100 ml Gemüsebrühe
- 50 ml Teriyaki-Sauce
- etwas Dill
- etwas gemahlenen Ingwer
- Salz & Pfeffer

Zubereitung:

Die Nudeln nach Packungsanleitung in reichlich kochendem Salzwasser bissfest kochen.

In der Zwischenzeit die Frühlingszwiebeln putzen und in feine Ringe schneiden.

Die Austernpilze ebenfalls putzen und in mund-gerechte Stücke schneiden.

Die Zuckerschoten werden ebenfalls geputzt, abgewaschen und schräg halbiert.

In einem Sieb die Bohnensprossen abspülen und gut abtropfen lassen.

Den Dill ebenfalls waschen, etwas trocknen und zerpflücken.

Nun werden in einem Wok die Öle erhitzt und die Pilze, Sprossen, Zwiebeln und Zuckerschoten darin ca. 7 – 8 Minuten unter Rühren angebraten. Anschließend kommen die Austernsauce, die Gemüsebrühe, die Teriyaki-Sauce und der Ingwer dazu und wird bei schwacher Hitze 2 – 3 Minuten mit gegart.

Nachdem die Nudeln abgegossen und abgetropft sind, diese mit in den Wok geben und alles gut miteinander vermischen.

Mit Salz und Pfeffer abschmecken, auf Tellern anrichten und mit dem Dill dekorieren.

Tipp:
Dieses fernöstliche Nudel-Gericht enthält wenig Fett, macht wunderbar satt, deckt den täglichen Ballaststoffbedarf mit fast 40 Prozent und auch den täglichen Bedarf an dem B-Vitamin Niacin zu einem Großteil.

*****

Bananenjoghurt mit Apfel

Portionen: 1

Zubereitungszeit: ca. 5 Minuten

Schwierigkeitsgrad: sehr einfach

Kategorie: fettarm

Zutaten:

- 150 g Naturjoghurt
- 1 Banane
- ½ Apfel
- 1 EL Haferkleie
- etwas Zitronensaft

🍳 Zubereitung:

Die Banane schälen, mit einer Gabel zerdrücken und mit etwas Zitronensaft beträufeln, um ein Verfärben zu vermeiden.

Den Apfel waschen, das Kerngehäuse entfernen und dann das Fruchtfleisch raspeln, wer mag, kann es auch in kleine Würfel schneiden.

Joghurt und Kleie zugeben und alles miteinander verrühren.

*****

Bananen-Karotten-Saft

Portionen: 1

Zubereitungszeit: ca. 5 Minuten

Kalorien: 180 kcal

Schwierigkeitsgrad: sehr einfach

Zutaten:

- 1 reife Banane
- 1 saftige Orange
- 100 ml Karottensaft

Zubereitung:

Die Banane schälen, 2 Scheiben davon abschneiden und zur Seite legen zur späteren Dekoration.

Die restliche Banane in Stücke schneiden und in ein hohes Gefäß geben.

Die Orange halbieren, den Saft auspressen und diesen ebenfalls in das Gefäß füllen.

Nun kommt noch der Karottensaft dazu und sodann wird alles mit dem Stabmixer püriert.

In ein Glas füllen und mit den Bananenscheiben garnieren.

Tipp:

Im Sommer mit Eiswürfeln ein herrlich erfrischender Genuss oder auch als morgendlicher, vitaminreicher Power-Trunk geeignet.

*****

Bunter Schichtsalat mit Hähnchenbrustfilet und Avocado

Portionen: 1

Zubereitungszeit: ca. 40 Minuten

Kalorien: 540 kcal

Schwierigkeitsgrad: mittel

Zutaten:

- 1 Hähnchenbrustfilet
- 1 Ei
- ½ EL Rapsöl
- 50 g Babyspinat
- ½ Chicorée
- 1 Tomate
- 1 Avocado
- ¼ Zitrone
- 50 g Schafskäse
- Salz & Pfeffer
- 2 EL Salat-Dressing nach Wahl

Zubereitung:

Das Hähnchenbrustfilet abwaschen, etwas trockentupfen und mit Salz und Pfeffer würzen.

In einer Pfanne das Rapsöl erhitzen und das Filet darin von jeder Seite ca. 3 Minuten goldbraun anbraten, dann die Hitze reduzieren und zugedeckt weitere 5 Minuten garen.

Das Filet anschließend aus der Pfanne nehmen und beiseite stellen zum Abkühlen.

In der Zwischenzeit das Ei hart kochen, anschließend die Schale entfernen und das Ei sodann in kleine Würfel oder Scheiben schneiden.

Den Chicorée und Spinat säubern, waschen, abtropfen lassen und in feine Streifen schneiden.

Die Tomate waschen und das Kerngehäuse und den Stielansatz entfernen, anschließend die Tomate in kleine Würfel schneiden.

Die Avocado halbieren, den Kern entfernen und das Fruchtfleisch sodann aus der Schale lösen, klein schneiden und in eine Schüssel geben. Darüber die Zitrone ausdrücken und alles miteinander vermischen. So wird ein Verfärben des Avocado-Fruchtfleisches vermieden.

Das Hähnchenbrustfilet nun in mundgerechte Würfel oder Streifen schneiden, ebenso den Schafskäse.

Die Zutaten werden dann alle in eine Schüssel geschichtet, wobei das Hähnchenbrustfilet und das Ei obenauf kommen.

Alles sodann mit dem Salat-Dressing nach Wahl beträufeln.

Tipp:

Avocados unterstützen die Bildung des Glückshormons Serotonin im Körper. Sie gehören zu den Früchten mit dem meisten Vitamin E, welches unser Körper als Antioxidans zum Schutz seiner Zellen nutzt.

Zum Salat schmeckt auch eine Scheibe Vollkornbrot, wenn zusätzliche Ballaststoffe gewünscht sind.

*****

Fisch-Curry mit Pistazien-Reis

Portionen: 1

Zubereitungszeit: ca. 30 Minuten

Kalorien: 460 kcal

Schwierigkeitsgrad: mittel

Kategorie: fettarm

Zutaten:

- 150 g Fischfilet (Kabeljau)
- ca. 60 – 100 g Langkornreis
- 1 Karotte
- ½ rote Zwiebel
- ¼ Apfel, vorzugsweise leicht säuerlich
- Salz & Pfeffer
- Currypulver
- Zucker
- etwas Zitronensaft
- etwas Apfelsaft
- ½ EL Butter oder Öl

- ½ EL Kokosraspel
- ½ TL gehackte Pistazien
- etwas Petersilie

 Zubereitung:

Den Reis nach Packungsanweisung kochen.

Die Zwiebel schälen und in grobe Ringe schneiden.

Die Karotte ebenfalls schälen und in Stifte oder Würfel schneiden.

Den Apfel waschen, das Kerngehäuse entfernen und das Fruchtfleisch in feine Spalten schneiden.

Nun das Fischfilet kalt abspülen, trocken tupfen, mit etwas Zitronensaft beträufeln und in Würfel schneiden.

In einer Pfanne die Butter bzw. das Öl erhitzen und die Zwiebeln und Karotten darin ca. 5 Minuten dünsten.

Anschließend die Apfelspalten und die Fischwürfel dazugeben und mit Salz, Pfeffer, Currypulver und Zucker abschmecken.

Sodann den Apfelsaft zugießen und alles zugedeckt bei schwacher Hitze 8 – 10 Minuten durchziehen lassen.

In der Zwischenzeit die Kokosraspel in einer Pfanne ohne Zugabe von Fett goldbraun anrösten.

Den Reis mit den gehackten Pistazien mischen und auf einem Teller anrichten.
Das Fischcurry dazugeben und mit den Kokosraspeln und der Petersilie garnieren.

*****

Fischfilet gebraten auf Gemüse-Reis

Portionen: 2

Zubereitungszeit: ca. 40 Minuten

Kalorien: 509 kcal

Schwierigkeitsgrad: mittel

Zutaten:
- 75 g Spitzen Langkorn-Naturreis
- 2 Fischfilets nach Wahl (z.B. Lachs)
- Salz & Pfeffer
- 1 ½ EL Mehl
- 2 EL Süßrahm-Butter
- ½ Bio-Zitrone
- ¼ Kopf Brokkoli
- 150 g TK-Bio-Buttergemüse

Zubereitung:
Den Reis nach Packungsanweisung kochen.

Die Fischfilets waschen, mit Küchenkrepp trockentupfen, in 8 Stücke schneiden und mit Salz und Pfeffer würzen.

Das Mehl auf einen flachen Teller geben und die Fischstücke darin wenden.

In einer Pfanne die Butter erhitzen und die Fischfilets darin portionsweise ca. 6 – 8 Minuten goldbraun von beiden Seiten anbraten. Dann aus der Pfanne nehmen, mit Zitronensaft beträufeln und warm stellen.

Den Brokkoli putzen, waschen und in Röschen zerteilen. Diese dann in kochendem Salzwasser ca. 3 – 4 Minuten blanchieren und wieder herausnehmen.

Nun in einem Teil des Salzwassers noch das TK-Buttergemüse bei mittlerer Hitze ca. 5 – 6 Minuten ziehen lassen, danach abgießen.

Den Reis mit dem Brokkoli und dem Buttergemüse mischen und auf Tellern portionsweise anrichten. Die Fischfiletstücke darauf legen.

*****

Geflügel-Gemüse-Ragout

Portionen: 1

Zubereitungszeit: ca. 30 Minuten

Schwierigkeitsgrad: mittel

Kategorie: ballaststoffreich

Zutaten:

- 100 g Hähnchenbrustfilet
- 100 ml Gemüsebrühe
- 100 g Broccoli
- 100 g Karotten
- 50 g Mais
- 80 g Naturreis
- 1 TL Margarine
- 1 TL Schmand
- ½ TL Speisestärke
- etwas Zitronensaft
- Salz & Pfeffer

Zubereitung:

Den Reis nach Packungsanweisung kochen.

Den Broccoli waschen, in Röschen teilen und die Stiele mitverwenden. Diese schälen und in kleine Würfel schneiden.

Die Karotten schälen und ebenfalls in kleine Würfel schneiden.

Das Gemüse in der Hälfte der Gemüsebrühe bissfest garen.

In der Zwischenzeit das Hähnchenfilet abwaschen und trocken tupfen.

In einer Pfanne die Margarine erhitzen und das Filet darin von beiden Seiten goldbraun anbraten und bei reduzierter Hitze durchgaren, anschließend herausnehmen und warm stellen.

Die restliche Brühe in die Pfanne geben und mit dem Zitronensaft aufkochen, den Schmand einrühren.

Nun wird die Speisestärke mit etwas kaltem Wasser angerührt und dann in die Sauce gegeben. Ca. 1 Minute leicht aufkochen lassen.

Das Hähnchenbrustfilet sodann in Scheiben schneiden und zusammen mit dem Gemüse in die Sauce geben und leicht erwärmen.

Das Ragout mit Salz und Pfeffer abschmecken und mit dem Reis zusammen anrichten.

*****

Geflügelsalat-Brötchen

Portionen: 1

Zubereitungszeit: ca. 25 Minuten

Kalorien: 420 kcal

Schwierigkeitsgrad: einfach

Zutaten:
- 1 Vollkornbrötchen
- 100 g Hähnchenbrustfilet (Aufschnitt)
- 1 Scheibe frische Ananas

- 1 Frühlingszwiebel
- 5 – 6 Champignons
- 100 g Naturjoghurt
- etwas Estragon
- 50 g Alfalfasprossen
- Salz & Pfeffer

 Zubereitung:

Die Ananas schälen, säubern und klein würfeln, ebenso die Frühlingszwiebel.

Beides in einem Sieb in kochendem Wasser ganz kurz blanchieren, anschließend abtropfen lassen und in eine Schüssel geben.

Dazu kommen die gereinigten und in Scheiben geschnittenen Champignons sowie das in Streifen geschnittene Hähnchenbrustfilet.

Die Estragonblättchen waschen und fein hacken und mit in die Schüssel geben.

Nun kommt noch der Joghurt dazu und alle Zutaten werden miteinander vermischt.

Mit Salz und Pfeffer abschmecken.

Die Alfalfasprossen waschen und abtropfen lassen.

Anschließend das Brötchen aufschneiden, den Salat auf beiden Hälften verteilen und mit den Alfalfasprossen garnieren. Sofort servieren.

Tipp:
Hähnchenfleisch ist fettarm und erhält wertvolles Eiweiß.

Joghurt, Sprossen, Zwiebel und Ananas unterstützen den Körper mit Ballast- und Mineralstoffen sowie Vitaminen.

Durch das Blanchieren der Zwiebel und der Ananas werden diese bekömmlicher für Magen und Darm.

*****

Geschmorte Kartoffeln

Portionen: 1

Zubereitungszeit: ca. 45 Minuten

Kalorien: 320 kcal

Schwierigkeitsgrad: mittel

Zutaten:
- 4 festkochende Kartoffeln
- 150 g grüne Bohnen
- 1 kleine Knoblauchzehe
- 1/2 kleine Zwiebel
- 200 ml gekörnte Gemüsebrühe
- ½ EL Rapsöl
- 1 Stück Räucherlachs

- 1 TL Meerrettich-Frischkäse
- Salz & Pfeffer
- etwas Dill
- etwas Muskatnuss

 Zubereitung:

Die gekörnte Brühe in einem Topf zum Kochen bringen und anschließend warmhalten.

In der Zwischenzeit die Bohnen putzen und in mundgerechte Stücke schneiden.

Die Zwiebel und die Knoblauchzehe schälen und in feine Würfel schneiden.

Die Kartoffeln waschen, schälen und ebenfalls in Würfel schneiden.

In einem weiteren Topf das Öl erhitzen und die Knoblauch- und Zwiebelwürfel darin goldgelb andünsten, dann die Kartoffelwürfel dazu geben und kurz mitbraten.

Mit Salz und Pfeffer abschmecken.

Nun ca. 15 – 20 Minuten bei mittlerer Hitze garen und nach und nach die Brühe zugießen, so dass die Kartoffeln immer bedeckt sind.

Nach ca. 5 Minuten die grünen Bohnen dazugeben und mit garen.

Den Räucherlachs in Würfel schneiden und den Dill waschen, mit etwas Küchenkrepp trockentupfen und fein hacken.

Nach Ende der Garzeit der Kartoffeln den Frisch-käse und den Räucherlachs beifügen und mit Salz, Pfeffer und Muskat abschmecken.
Portionsweise anrichten, mit Dill bestreuen und sofort servieren.

Tipp:
Rapsöl und Lachs enthalten wichtige Omega-3-Fettsäuren und die Bohnen reichlich Ballaststoffe. Außerdem wird mit dieser Mahlzeit auch der Tagesbedarf an Vitamin D gedeckt.

*****

Glutenfreies Brot – darmfreundlich und gesund

Portionen: 1 Laib

Zubereitungszeit:
Vorbereitung ca. 20 Minuten
Backzeit ca. 50 Minuten

Kalorien: 2.229 kcal/Laib

Schwierigkeitsgrad: mittel

Kategorie: glutenfrei

Zutaten:
- 100 g Hirse
- 60 g Quinoa

- 135 g Sonnenblumenkerne
- 100 g geschroteten Leinsamen
- 70 g gehackte Walnüsse
- 2 EL Chiasamen
- 2 EL Flohsamenschalen-Pulver
- 1 TL Kokosblütenzucker
- 1 TL Kristallsalz
- ½ TL Fenchelsamen
- ½ TL Koriander
- ½ TL Kreuzkümmel
- 450 ml lauwarmes Wasser
- 1 EL Kokosöl

Zubereitung:

Den Backofen auf 180°C vorheizen und ein feuerfestes Gefäß mit etwas Wasser füllen und mit in den Ofen stellen.

Hirse, Quinoa, Leinsamen, Flohsamenschalen-Pulver und Chiasamen in einem Mixer fein mahlen und in eine Schüssel geben.

Eine Brotform (Kastenform, 26 cm) mit etwas Öl einfetten und mit etwas von dem Mehl bestäuben.

Nun die Gewürze, Zucker, Walnüsse, Sonnen-blumenkerne, Öl und Wasser zum gemahlenen Getreide geben und zu einem Brotteig verkneten. Diesen in die Brotform geben.

Anschließend ca. 10 – 15 Minuten an einem warmen Ort ruhen lassen.

Dann die Oberfläche des Brotes mit wenig Wasser befeuchten und für ca. 30 Minuten im vorgeheizten Backofen backen.

Dann das Brot aus der Form nehmen, umdrehen, erneut mit wenig Wasser befeuchten und ohne die Brotform zurück auf das Blech setzen und noch mal ca. 20 Minuten backen.

Danach das Brot aus dem Ofen nehmen und abkühlen lassen.

*****

Hähnchenbrust mit Honig-Tomaten-Sauce

Portionen: 1

Zubereitungszeit: ca. 30 Minuten

Schwierigkeitsgrad: einfach

Kategorie: fettarm

Zutaten:
- 1 Hähnchenbrustfilet
- ½ Knoblauchzehe
- ½ Zwiebel
- eine kleine Dose passierte Tomaten
- 50 ml Tomatensaft
- 150 g – 200 g gekochter Reis
- 1 EL Öl

- 1 EL Sojasauce
- 1 EL Honig
- Salz & Pfeffer

Zubereitung:

Den Reis nach Packungsanweisung kochen.

Die Hähnchenbrust abspülen, mit einem Küchen-papier abtupfen und mit Salz und Pfeffer würzen.

Die Zwiebel und die Knoblauchzehe schälen und in feine Würfel schneiden.

In einer ofenfesten Pfanne das Öl erhitzen, die Hähnchenbrust darin goldbraun anbraten, dann wieder herausnehmen und warm stellen.

Den Backofen auf 180°C vorheizen.

In der Pfanne nun die Zwiebel- und Knoblauchwürfel glasig andünsten, mit dem Tomatensaft ablöschen und die passierten Tomaten und den Honig zugeben.

Bei mittlerer Hitze etwas einkochen lassen.

Nun die Hähnchenbrust wieder in die Pfanne geben und mit der Sauce beträufeln.

Dann die Pfanne auf die mittlere Schiene in den Backofen stellen und die Hähnchenbrust ca. 15 Minuten fertig garen.

Die Hähnchenbrust sodann in Scheiben schneiden und auf einem Teller zusammen mit dem gekochten Reis servieren. Alles mit der Sauce beträufeln.

*****

Hähnchenbrust im Schinkenmantel

Portionen: 1

Zubereitungszeit: ca. 40 Minuten

Schwierigkeitsgrad: einfach

Kategorie: histaminarm

Zutaten:

- 1 Hähnchenbrustfilet
- 1 Scheibe gekochter Schinken
- 1 kleine Zucchini
- 1 Salbeiblatt
- Salz & Pfeffer
- etwas Paprikapulver
- Kräuter der Provence
- etwas Zitronensaft
- etwas Öl für die Auflaufform

Zubereitung:

Den Backofen auf 180°C vorheizen.

Die Hähnchenbrust abspülen, mit einem Küchen-papier trockentupfen und mit Salz, Pfeffer, Paprikapulver und den Kräutern der Provence würzen.

Dann das Salbeiblatt auf die Hähnchenbrust legen, das Fleisch mit dem Schinken umwickeln und mit einem Holzstäbchen fixieren.

Die Zucchini putzen, waschen und der Länge mit einem Sparschäler in dünne Streifen schneiden.

Die Auflaufform mit etwas Öl bestreichen und die Zucchinistreifen darin verteilen.

Dann die Hähnchenbrust darauflegen und mit etwas Zitronensaft beträufeln.

Die Form mit Alufolie abdecken und die Hähnchenbrust ca. 30 Minuten garen.

*****

Joghurt mit Heidelbeeren, Himbeeren und Mandeln

Portionen: 1

Zubereitungszeit: ca. 10 Minuten

Kalorien: 180 kcal

Schwierigkeitsgrad: einfach

Zutaten:
- 150 g Naturjoghurt
- 50 g Heidelbeeren
- 50 g Himbeeren
- ½ Vanilleschote
- 2 TL Mandelblättchen

Zubereitung:

Die Vanilleschote halbieren, das Mark herauskratzen und mit dem Joghurt verrühren.

Dann die Zutaten in ein verschließbares Glas schichten. Zuerst ein Drittel des Joghurt, dann die Heidelbeeren, wieder ein Drittel Joghurt, dann die Himbeeren und schließlich mit dem restlichen Joghurt abschließen.

In einer Pfanne ohne Fett die Mandelblättchen anrösten und anschließend auf den Joghurt geben.

Das Glas verschließen und bis zum Verzehr im Kühlschrank aufbewahren.

*****

Knusper-Müsli mit Birnen und Ingwer

Portionen: 1

Zubereitungszeit: ca. 30 Minuten

Schwierigkeitsgrad: einfach

Kategorie: histaminarm

Zutaten:

- 25 g Mandeln
- 25 g Cashewkerne
- 25 g Erdnusskerne

- 50 g Haferflocken
- ½ Birne
- 100 g Naturjoghurt
- 50 ml fettarme Milch
- ½ TL Zimtpulver
- 1 EL Honig
- 1 EL kandierter Ingwer

 Zubereitung:

Den Backofen auf 180°C vorheizen und ein Backblech mit Backpapier auslegen.

In der Zwischenzeit die Erdnüsse, Cashewkerne und Mandeln grob hacken und mit dem Honig, dem Zimtpulver und den Haferflocken mischen.

Die Haferflocken-Nuss-Mischung auf dem Backblech verteilen und im Ofen auf der unteren Schiene ca. 20 Minuten rösten. Immer wieder etwas durchrühren, dann das Backblech aus dem Ofen nehmen und die Müslimischung abkühlen lassen.

Währenddessen den kandierten Ingwer fein hacken und zum Müsli geben.

Die Birne schälen, das Kerngehäuse entfernen und das Fruchtfleisch fein raspeln.

Den Joghurt und die Milch in einem Schälchen verrühren, die Birnenraspeln dazu geben und die Müsli-Mischung unterheben.

*****

Lachs-Dill-Spaghetti

Portionen: 1

Zubereitungszeit: ca. 20 Minuten

Schwierigkeitsgrad: einfach

Kategorie: fructosefrei

Zutaten:

- 100 g Lachs
- 125 g Spaghetti
- 50 ml Sahne
- ½ Zwiebel
- ½ Bund Dill
- 1 TL Öl
- etwas Zitronensaft
- Salz & Pfeffer

Zubereitung:

Die Spaghetti nach Packungsanweisung in Salzwasser bissfest kochen.

Den Lachs abspülen, mit Küchenkrepp trocken-tupfen, in dünne Streifen schneiden und mit Salz und Pfeffer würzen.

Die Zwiebel schneiden und in feine Würfel schneiden.

Den Dill waschen, etwas trocken schütteln und fein schneiden.

In einer Pfanne das Öl erhitzen, die Zwiebelwürfel darin glasig dünsten und sodann die Lachsstreifen dazu geben und kurz anbraten.

Dann die Sahne, den Zitronensaft und den Dill in die Pfanne geben und alles mit Salz und Pfeffer nochmals abschmecken.

Ein paar Minuten ziehen lassen.

In einem Teller die abgegossenen Spaghetti anrichten und die Lachssauce darüber geben.

*****

Mango-Buttermilch mit Ingwer

Portionen: 1

Zubereitungszeit: ca. 5 Minuten

Kalorien: 330 kcal

Schwierigkeitsgrad: einfach

Zutaten:

- ½ Mango (ca. 200 g Fruchtfleisch)
- 350 ml Buttermilch
- 1 EL Haferflocken
- 1 kleines Stück Ingwer
- etwas Ahornsirup zum Süßen nach Belieben
- 2 TL Tahin

Zubereitung:

Die Mango mit einem Sparschäler schälen, halbieren und den Kern entfernen.

Das Fruchtfleisch dann in Würfel schneiden.

In einem Mixer das Fruchtfleisch mit der Buttermilch, den Haferflocken und dem Tahin cremig pürieren.

Das geschälte Ingwer-Stück durch eine Knoblauchpresse drücken und zum Buttermilch-Drink geben.

Eventuell mit etwas Ahornsirup nachsüßen.

*****

Mediterrane Gemüse-Hähnchen-Pfanne

Portionen: 2

Zubereitungszeit: ca. 30 Minuten

Kalorien: 630 kcal

Schwierigkeitsgrad: einfach

Zutaten:

- 2 Hähnchenbrustfilets
- 200 g Nudeln nach Wahl
- 1 Zwiebel
- 1 Knoblauchzehe

- 1 grüne Zucchini
- 1 gelbe Paprika
- 100 ml Weißwein
- 3 EL Olivenöl
- 200 g Champignons
- 100 g saure Sahne oder Crème fraîche
- Salz & Pfeffer
- 1 EL italienische Kräuter, gehackt

 Zubereitung:

Die Nudeln in reichlich Salzwasser bissfest kochen.

In der Zwischenzeit die Hähnchenbrustfilets abspülen und mit Küchenkrepp etwas abtrocknen.

Die Zwiebel und die Knoblauchzehe schälen und fein würfeln.

Die Zucchini abwaschen und in kleine Würfel schneiden, ebenso die gewaschene und entkernte Paprika.

Die Champignons reinigen und in dünne Scheiben schneiden.

In einer Pfanne das Öl erhitzen, die beiden Hähnchenbrustfilets darin von beiden Seiten goldbraun anbraten und bei mittlerer Hitze durchgaren, anschließend herausnehmen und warm stellen.

Nun kommen die Zwiebel- und Knoblauchwürfel in die Pfanne und werden glasig angedünstet.

Anschließend die Pilze, Zucchini und Paprika dazu geben und mitbraten.

Das Ganze dann mit dem Weißwein ablöschen und die Sahne bzw. Crème fraîche dazu geben.

Mit den Kräutern, Salz und Pfeffer abschmecken.

Die Hähnchenbrustfilets nun in die Sauce legen und bei schwacher Hitze noch ca. 10 Minuten ziehen lassen.

Die Nudeln auf Tellern anrichten, die Hähnchenbrustfilets darauf legen und die Sauce mit dem Gemüse darüber verteilen.

*****

Müsli mit Nüssen und Äpfeln

Portionen: 2

Zubereitungszeit: ca. 5 Minuten

Kalorien: 520 kcal

Schwierigkeitsgrad: sehr einfach

Kategorie: laktosefrei

Zutaten:
- 50 g Walnüsse
- 50 g Haselnüsse
- 2 Äpfel
- 500 g laktosefreier Joghurt
- ½ TL gemahlenen Zimt

Zubereitung:

Die Nüsse grob hacken und in einer Pfanne ohne Zugabe von Fett leicht anrösten.

Die Äpfel waschen, entkernen und in feine Spalten oder Würfel schneiden.

Den Joghurt auf zwei Müslischüsseln verteilen, den Zimt unterrühren und die Nüsse und Apfelstücke darüber geben.

*****

Paprikaschoten mit Quinoa-Füllung, vegetarisch

Portionen: 2

Zubereitungszeit: ca. 60 Minuten

Kalorien: 430 kcal

Schwierigkeitsgrad: mittel

Kategorie: vegetarisch

Zutaten:

- 2 große Paprikaschoten, rot
- 150 g Quinoa
- ½ Bio-Zitrone
- 1 kleine Zwiebel
- 1 kleine Knoblauchzehe
- 1 EL Olivenöl

- 300 g TK-Blattspinat
- ½ Chilischote
- 20 g getrocknete Cranberrys
- 250 ml Gemüsebrühe
- 1 EL Crème fraîche
- Salz & Pfeffer
- ½ EL Mehl

 Zubereitung:

Die Paprikaschoten waschen, am Stilansatz einen flachen Deckel abschneiden und die Schoten innen säubern.

In der Zwischenzeit die Quinoa in etwas Salzwasser nach Packungsanweisung quellen lassen und den Backofen auf 200°C vorheizen.

Die Zitrone abwaschen, abtrocknen und etwas Schale davon abreiben sowie etwas Saft auspressen.

Die Zwiebel und die Knoblauchzehe schälen und fein würfeln.

In einer großen Pfanne das Öl erhitzen und die Zwiebel- und Knoblauchwürfel darin goldgelb andünsten.

Den TK-Spinat dazu geben und auftauen lassen, immer wieder umrühren.

Die Chilischote halbieren, entkernen, waschen und die benötigte Hälfte ganz fein schneiden.

Nun die Cranberrys, die Chilischote und die Quinoa in die Pfanne zum Spinat geben, alle miteinander vermengen und mit Salz, der abgeriebenen Zitronenschale sowie dem Zitronensaft abschmecken.

Dann die Quinoa-Spinat-Masse in die beiden Paprikaschoten füllen, jeweils den Deckel darauflegen und die Paprikaschoten sodann in eine Auflaufform setzen.

Die Gemüsebrühe dazu gießen und im Backofen ca. 45 – 50 Minuten garen, gegebenenfalls zum Ende der Garzeit mit Alufolie abdecken, um ein Verbrennen zu vermeiden.

Die Auflaufform aus dem Backofen nehmen und den Gemüsesud zusammen mit der Crème fraîche in einen Topf geben und kurz aufkochen lassen. Mit Salz und Pfeffer abschmecken.

Wer mag, kann die Sauce noch mit etwas Soßenbinder oder Mehl binden.

Tipp:

Rote Paprika, Blattspinat und Cranberrys gehören zu den besten Schutzstoff-Lieferanten für den Darm.

*****

Putenbrustfilet mit Paprikasauce

Portionen: 1

Zubereitungszeit: ca. 20 Minuten

Schwierigkeitsgrad: einfach

Kategorie: histaminarm

Zutaten:

- 1 Putenbrustfilet
- ½ Zwiebel
- 2 TL Butter
- 1 TL Paprikapulver
- 1 EL Mehl
- Salz & Pfeffer
- ½ Tasse Gemüsebrühe (hefefrei)
- 25 ml fettarme Milch

Zubereitung:

Die Putenbrustfilet abspülen, mit einem Küchen-
papier abtupfen und mit Salz und Pfeffer würzen.

Die Zwiebel schälen und fein würfeln.

In einer Pfanne die Butter erhitzen und darin die
Zwiebelwürfel andünsten, dann das Putenbrustfilet dazugeben und goldbraun anbraten.

Anschließend das Filet wieder aus der Pfanne
nehmen und warm stellen.

Nun kommen das Mehl und das Paprikapulver in die Pfanne. Mit der Brühe ablöschen, kurz aufkochen lassen und die Milch einrühren. Das Filet wieder in die Pfanne zurück in die Pfanne legen und bei schwacher Hitze ca. 10 Minuten garen.

*****

Pfannkuchen-Hähnchen-Wraps

Portionen: 1

Zubereitungszeit: ca. 80 Minuten

Kalorien: 460 kcal

Schwierigkeitsgrad: mittel

Zutaten:
- 50 g Weizen-Vollkornmehl
- 50 ml Milch (1,5%)
- 50 ml Mineralwasser
- 3 Eier
- 2 Hähnchenbrustfilets
- 2 TL Keimöl
- Salz & Pfeffer
- 50 g TK-Erbsen
- ¼ Kopfsalat

- etwas Basilikum
- 2 EL Magerquark
- etwas Paprikapulver
- ½ TL Sesam

 Zubereitung:

Aus Mehl, Milch, Mineralwasser, etwas Salz und einem Ei in einer Schüssel einen Pfannkuchenteig herstellen und zugedeckt ca. 30 Minuten quellen lassen.

In der Zwischenzeit die Hähnchenbrustfilets abwaschen, mit Küchenkrepp trockentupfen und in Streifen schneiden.

In einer Pfanne etwas von dem Öl erhitzen und die Hähnchenstreifen darin ca. 3 Minuten goldbraun anbraten, salzen und pfeffern und warmstellen.

Die TK-Erbsen in einem kleinen Topf mit Salzwasser ca. 2 – 3 Minuten kochen, dann in einen Sieb abgießen.

Nun in dem Topf wieder Wasser zum Kochen bringen und die zwei weiteren Eier darin hartkochen.

In der Zwischenzeit den Kopfsalat in Blätter teilen und diese waschen, putzen, abtropfen lassen und in mundgerechte Stücke zupfen.

Die hartgekochten Eier schälen und in kleine Würfel schneiden.

Das Basilikum waschen, trockentupfen und ein paar Blättchen beiseitelegen, die anderen in Streifen schneiden und in einer Schüssel mit dem Quark verrühren und mit Salz, Pfeffer und Paprikapulver würzen.

Den Pfannkuchenteig nochmals aufrühren und sodann in der Pfanne mit dem restlichen erhitzten Öl zu einem Pfannkuchen ausbacken, pro Seite ca. 2 Minuten. Dabei beide Seiten jeweils mit etwas Sesam bestreuen.

Anschließend den Pfannkuchen auf einen Teller legen und mit dem Basilikumquark bestreichen.

Nun kommen die Erbsen und das gehackte Ei in die Mitte des Pfannkuchens, dabei außen einen etwa 1 cm breiten Rand freilassen.

Die Salatblätter darüber verteilen, ebenso die Hähnchenbruststreifen.

Dann den Pfannkuchen links und rechts etwas einschlagen, dass gerade Seiten entstehen.

Nun von unten nach oben fest aufrollen und mit einem scharfen Messer in der Mitte durchschneiden.

Die Wraps sodann mit der Schnittfläche nach oben in Papierservietten wickeln und mit den restlichen Basilikumblättern garnieren.

Tipp:
Diese Wraps eignen sich sehr gut als Fingerfood, enthalten wertvolles Eiweiß, Kohlenhydrate und Ballaststoffe und nur wenig Fett.
Pfannkuchen können auch prima vorgebacken und im Kühlschrank einen Tag aufbewahrt werden oder man kann sie auf Vorrat einfrieren.
Und falls es mal mit der Füllung schneller gehen soll, eignen sich als Belag auch Hähnchenbrustaufschnitt und Dosenmais.

*****

Rinderfilet mit Karotten-Broccoli-Gemüse

Portionen: 1

Zubereitungszeit: ca. 45 Minuten

Schwierigkeitsgrad: mittel

Kategorie: lactosefrei

Zutaten:
- 200 g Rinderfilet
- 2 kleine Kartoffeln
- 100 g Broccoli
- 1 kleine Karotte

- ½ Knoblauchzehe
- 1 EL Sojasauce
- 1 EL Orangensaft
- Salz & Pfeffer
- 1 EL Margarine
- 1 EL frisch gehackte Petersilie

 Zubereitung:

Die Knoblauchzehe schälen und durch eine Knoblauchpresse drücken.

Zusammen mit der Sojasauce, dem Orangensaft und dem Pfeffer eine Marinade herstellen und das Rinderfilet darin wenden und ca. 15 Minuten ziehen lassen.

Die Kartoffeln schälen, vierteln und in Salzwasser garen.

Die Karotte schälen und in Scheiben schreiben, den Broccoli putzen, waschen und in Röschen zerteilen. Dabei die Stiele mitverwenden. Diese schälen und in kleine Stücke schneiden.

Das Gemüse sodann in etwas Salzwasser ca. 4 – 5 Minuten garen, anschließend abgießen.

In einer Pfanne die Margarine erhitzen, das Filet darin auf beiden Seiten kräftig anbraten und bei reduzierter Hitze garen lassen – je nach Wunsch. Sodann aus der Pfanne nehmen und warm stellen.

Die restliche Marinade mit ca. 5 – 6 EL Wasser zum Bratensatz in die Pfanne geben und kurz aufkochen, dann die Karotten und den Broccoli dazu geben und mit Salz und Pfeffer abschmecken.
Die Kartoffeln abgießen, mit der gehackten Petersilie bestreuen und mit dem Gemüse, dem Fleisch und der Sauce anrichten.

*****

Rinder-Hüftsteaks mit Chinakohl

Portionen: 2

Zubereitungszeit: ca. 30 Minuten

Kalorien: 370 kcal

Schwierigkeitsgrad: mittel

Zutaten:
- 2 Hüftsteaks
- ½ Kopf Chinakohl
- 100 g Endiviensalat
- 1 rote Paprikaschote
- ¼ Chilischote
- 2 EL Rapsöl
- 200 ml gekörnte Gemüsebrühe
- 1 kleine Koblauchzehe
- 10 g Ingwer

- Salz & Pfeffer
- 2 EL Sojasauce
- 20 g Sesam

 Zubereitung:

Das Fleisch waschen, mit Küchenkrepp trocken-tupfen und in Streifen schneiden.

Chinakohl, Endiviensalat und Paprikaschote putzen, waschen und ebenfalls in Streifen schneiden.

Die Chilischote waschen, entkernen und fein hacken.

Knoblauch und Ingwer schälen und in feine Würfel schneiden.

In einer großen Pfanne das Öl erhitzen und die Hüftsteak-Streifen darin anbraten. Anschließend mit Salz und Pfeffer würzen und warmstellen.

Nun den Chinakohl, Endiviensalat und die Paprikaschote in die Pfanne geben und in dem Fett 2 – 3 Minuten anbraten.

Knoblauch, Chili und Ingwer dazu geben und ebenfalls kurz mitbraten.

Sodann mit der Gemüsebrühe ablöschen, die Sojasauce beifügen und kurz aufkochen lassen.

Jetzt kommen die Hüftsteak-Streifen wieder mit in die Pfanne und werden nochmals erhitzt.

Mit Salz und Pfeffer abschmecken.

Auf Tellern anrichten und mit den Sesamkörnern bestreuen.

Tipp:
Auch Fleischgerichte kann man darmfreundlich zubereiten. Der Chinakohl und der Endiviensalat werten das Gericht mit Präbiotika auf, Rapsöl liefert die wichtigen Omega-3-Fettsäuren.

*****

Rosmarin-Hähnchenkeule mit Fenchelrisotto

Portionen: 1

Zubereitungszeit: ca. 40 Minuten

Schwierigkeitsgrad: mittel

Kategorie: fructosefrei

Zutaten:
- 1 Hähnchenschenkel
- 80 g Reis
- ½ Fenchelknolle
- 200 ml Gemüsebrühe
- 1 EL Olivenöl
- Salz & Pfeffer
- 1 TL fein gehackter Rosmarin
- etwas Schnittlauch

Zubereitung:

Den Reis nach Packungsangabe in Wasser kochen. Nach und nach 150 ml der Gemüsebrühe zugießen.

In der Zwischenzeit den Backofen auf 200°C vorheizen.

Die Hähnchenkeule abspülen, mit einem Küchenpapier abtupfen, mit dem Öl bestreichen und mit Salz, Pfeffer und Rosmarin würzen und sodann in eine ofen-geeignete Form legen und ca. 30 Minuten garen. Dabei hin und wieder mit etwas Öl bestreichen.

In der Zwischenzeit den Fenchel waschen, in Stücke schneiden und in einer Pfanne mit ganz wenig Zugabe von Öl dünsten.

Das Fenchelgrün und den Schnittlauch fein schneiden.

Dann den Reis mit dem Fenchel und dem Schnittlauch mischen, die restliche Brühe dazu gießen und nochmals erhitzen. Mit Salz und Pfeffer abschmecken.

Das Fenchel-Risotto sodann auf einem Teller zusammen mit der Hähnchenkeule anrichten.

Rotbarben-Filet auf Spaghetti

Portionen: 1

Zubereitungszeit: ca. 35 Minuten

Kalorien: 550 kcal

Schwierigkeitsgrad: mittel

Zutaten:

- 1 Rotbarben-Filet (oder ein Fisch nach Wahl, z.b. Lachs)
- 100 g Vollkorn-Spaghetti
- 1 kleine Zwiebel
- 1 kleine Knoblauchzehe
- 3 reife Tomaten
- etwas Basilikum
- ½ getrocknete Chilischote, zerstoßen
- Salz & Pfeffer
- 2 EL Semmelbrösel
- 1 ½ EL Olivenöl
- 50 ml Rotwein

Zubereitung:

Die Nudeln nach Packungsanleitung bissfest kochen.

In der Zwischenzeit die Zwiebel und die Knoblauchzehe schälen und in kleine Würfel schneiden.

Die Tomaten waschen, halbieren und die Kerne entfernen. Danach die Tomate ebenfalls in Würfel schneiden.

Das Basilikum waschen, trockentupfen und klein schneiden.

Das Fischfilet abspülen, mit Küchenkrepp vorsichtig trocknen und in Würfel schneiden.

Etwas von dem Öl in einer Pfanne erhitzen und darin die Semmelbrösel und die zerstoßene Chilischote kurz anrösten, danach aus der Pfanne nehmen und beiseite stellen.

Das restliche Öl in die Pfanne geben und erhitzen.

Das Fischfilet mit Salz und Pfeffer würzen und sodann in der Pfanne von beiden Seiten ca. 3 – 4 Minuten anbraten. Anschließend herausnehmen und warm stellen.

Nun die Zwiebel- und Knoblauchwürfel in der Pfanne noch goldbraun andünsten und anschließend die Tomatenwürfel und den Rotwein zugeben. Kurz aufkochen lassen und noch ca. 2 Minuten garen.

Jetzt die Fischfilets und das Basilikum in die Sauce geben und noch ganz kurz kochen, gegebenenfalls mit Salz und Pfeffer noch etwas nachwürzen.

Zum Schluss kommen die abgegossenen Nudeln mit in die Pfanne. Alles gut miteinander vermischen, dann auf einem Teller anrichten.

Mit den gerösteten Semmelbröseln bestreuen.

Schweizer Müsli

Portionen: 1

Zubereitungszeit: ca. 5 Minuten

Schwierigkeitsgrad: sehr einfach

Kategorie: ballaststoffreich

Zutaten:

- 2 EL Haferflocken
- 50 – 100 ml Milch
- 1 Birne
- etwas Zucker
- etwas Zitronensaft

Zubereitung:

Die Haferflocken in einer Müslischüssel in der Milch kurz einweichen.

Die Birne waschen und komplett – mit Schale und Kerngehäuse – zu den Haferflocken reiben.

Den Zitronensaft dazu geben, ebenso den Zucker. Alles gut miteinander vermischen.

*****

Spanischer Reissalat „Frutti di mare"

Portionen: 1

Zubereitungszeit: ca. 50 Minuten

Schwierigkeitsgrad: mittel

Kategorie: laktosefrei

Zutaten:

- 60 – 80 g Langkornreis
- 80 g frische Herzmuscheln
- 4 kleine rohe Tiefseegarnelen
- 40 g gegarte Shrimps
- ½ Dose Thunfisch (im eigenen Saft)
- ½ Bund Suppengrün
- 20 g Erbsen
- 20 g Mais
- 2 EL entsteinte grüne Oliven
- 2 EL Margarine
- 2 EL trockenen Weißwein
- 125 ml Wasser
- Salz & Pfeffer
- 2 EL Sojasauce
- 1 EL Weinessig

Zubereitung:

Den Reis nach Packungsanweisung garen, danach abgießen und abkühlen lassen.

Das Suppengrün putzen, waschen und klein-schneiden.

Die Muscheln unter fließendem Wasser gründlich abbürsten.

In einem Topf die Margarine erhitzen und das Suppengrün darin andünsten, anschließend mit dem Weißwein und ca. 125 ml Wasser ablöschen.

Die Muscheln dazu geben und zugedeckt dünsten, bis sie sich öffnen. Beim Abgießen etwas von dem Muschelsud auffangen und beiseite stellen.

Achtung: Ungeöffnete Muscheln unbedingt weg-werfen – nicht verzehren!!!

Nun die Garnelen waschen und ca. 4 – 5 Minuten in Salzwasser garen.

Die Erbsen ebenfalls in Salzwasser ca. 3 – 4 Minuten garen.

Den Thunfisch abgießen, dabei den Saft auffangen. Anschließend den Thunfisch in kleine Stücke zerteilen.

Den Mais auch abtropfen lassen.

Die Oliven werden in Ringe geschnitten.

Für die Sauce den Essig, den Thunfischsaft, etwas von dem Muschelsud und die Sojasauce miteinander verrühren und mit Pfeffer abschmecken.

Dann in einer Schüssel alle Zutaten – mit Ausnahme der Garnelen – miteinander vermengen.

Die Sauce darüber geben und ca. eine halbe Stunde ziehen lassen.

Den Reissalat anschließend anrichten und mit den Garnelen garnieren.

*****

Tomaten-Eier-Pfanne

Portionen: 1

Zubereitungszeit: ca. 10 Minuten

Schwierigkeitsgrad: sehr einfach

Kategorie: lactosefrei

Zutaten:
- 2 Eier
- 1 Fleischtomate
- ½ Zwiebel
- 1 TL Öl
- Salz & Pfeffer

Zubereitung:

Die Tomate waschen und in Würfel schneiden, dabei den Stielansatz entfernen.

Die Zwiebel schälen und in feine Ringe oder Würfel schneiden.

In einer Pfanne das Öl erhitzen und die Zwiebel darin glasig dünsten, dann die Tomatenstücke dazu geben und bei schwacher Hitze mitdünsten.

Das Ei in einer kleinen Schüssel aufschlagen und mit Salz und Pfeffer kräftig verrühren.

Dann das Ei mit in die Pfanne geben und stocken lassen. Dabei vorsichtig umrühren.

Tipp:

Dazu schmeckt Baguette, Vollkornbrot oder glutenfreies Brot (s. Rezept)

*****

Zucchini-Carpaccio

Portionen: 1

Zubereitungszeit: ca. 35 Minuten

Kalorien: 195 kcal

Schwierigkeitsgrad: einfach

Zutaten:

- 2 kleine grüne Zucchini
- 1 kleine gelbe Zucchini

- ein paar eingelegte getrocknete Tomaten
- ein paar grüne Oliven ohne Stein
- 50 g Ricotta
- ein paar Blätter Rucola
- ¼ getrocknete Chilischote
- 1 EL Olivenöl
- 1 EL Pinienkerne
- Salz & Pfeffer
- etwas Basilikum

 Zubereitung:

Die Zucchinis waschen und die Enden jeweils abschneiden. Die Zucchinis sodann mit einem Gemüsehobel der Länge nach in ca. 5 mm dünne Scheiben schneiden.

Die Zucchinischeiben dann auf ein Backblech legen, mit etwas Öl bestreichen, mit Salz und Pfeffer würzen und im vorgeheizten Backofen bei 220°C ca. 8 Minuten auf der mittleren Schiene backen.

Dann das Blech aus dem Ofen nehmen und die Zucchinis abkühlen lassen.

In der Zwischenzeit die getrockneten Tomaten abtropfen lassen und fein schneiden, ebenso die Oliven.

Das Basilikum waschen, trockentupfen, die Blättchen abzupfen und fein hacken.

Oliven, Tomaten und Basilikum sodann mit dem Ricotta in einer Schüssel verrühren und mit Salz, Pfeffer und der zerkrümelten Chilischote würzen.

In einer Pfanne die Pinienkerne ohne Fettzugabe anrösten.

Den Rucola putzen, waschen und mit Küchen-krepp trockentupfen.

Nun die Zucchinischeiben auf einem Teller an-richten.

Mit zwei angefeuchteten Esslöffeln aus der Ricottamasse Nocken abstechen und formen und zu den Zucchinischeiben auf den Teller geben.

Mit den gerösteten Pinienkernen und dem Rucola garnieren.

Tipp:

Das Gericht ist sehr gut als Vorspeise geeignet, schmeckt auch hervorragend als Beilage zu Gegrilltem und deckt den Tagesbedarf an Biotin fast um das 3fache. Dieses Vitamin ist wichtig für die Bildung von Keratin.

*****

„Danke" an Dich

Danke, dass Du Dir die Zeit genommen hast, um dieses Buch vollständig zu lesen.

Ich hoffe, ich konnte Dir damit einige Tipps und Anregungen geben, wie Du Deine Darmprobleme in den Griff bekommen bzw. angehen kannst, Deine Gesundheit und Dein Wohlbefinden zu verbessern und vielleicht auch die ein oder andere Lebensgewohnheit zu verändern, um so **von einem Reizdarm zu einem Wohlfühldarm** zu kommen.

Wenn Du an einer chronisch entzündlichen Darmerkrankung leidest, hoffe ich Dir mit diesem Buch auch ein paar wertvolle Tipps und Ratschläge gegeben zu haben, die sich positiv auf Deine Gesundheit und Dein Wohlbefinden auswirken.

Dir und allen, die dieses Buch gelesen haben, wünsche ich von Herzen alles Gute und vor allem viel GESUNDHEIT!!!

*****

Eine kleine Bitte an Dich

Jetzt kommt der Punkt, an dem ich Dich um einen kleinen Gefallen bitte möchte. Solltest Du es nicht bereits wissen: Rezensionen sind ein extrem wichtiger Bestandteil von Produkten.

Kunden verlassen sich auf Deine Rezension, wenn sie Kaufentscheidungen treffen. Deine Rezension hilft meinen Büchern innerhalb eines schon fast überfüllten Amazon-Marktplatzes mehr Sichtbarkeit zur erlangen.

Solltest Du Gefallen an dem Buch gefunden haben, würde es mich sehr freuen, wenn Du Dir zwei Minuten Zeit nimmst.

Schreib', was Dir besonders gut gefallen hat und natürlich auch, wenn Dir etwas nicht gefallen hat.

Ich lese jede Bewertung persönlich und freue mich über jedes ehrliche Feedback. Dadurch kann ich mich stetig verbessern und persönlichen Kontakt zu Dir aufbauen.

Das geht so:

- Amazon.de aufrufen
- Zu „Mein Konto" gehen
- „Meine Bestellungen" aufrufen
- „Schreiben Sie eine Produktrezension" klicken
- Rezension schreiben (mind. 10 Wörter)

Solltest Du sonstige Fragen, Anliegen, Wünsche oder Beschwerden haben, kannst Du Dich auch direkt bei mir persönlich über folgende E-Mail melden:

dieter.roehmwohl@tutanota.de

Herzliche Grüße,
Dein
Dieter Röhmwohl

PS:

Ergänzend zum Buch gibt es Yoga-Übungen, die Du im letzten Drittel des Buches findest. Damit Du die Übungen so einfach wie möglich nachmachen kannst, habe ich Dir die diese grafisch dargestellt. Um Dein Lesegerät nicht ständig mitschleppen zu müssen, kannst Du Dir die Übungen als druckfertiges PDF über folgenden QR-Code herunterladen:

(Alternativ kann auch der Link darunter eingetippt werden)

23

---

[23] https:// bit.ly/bonuswohlfühldarm

Haftungsausschluss

Der Inhalt dieses Buches wurde mit größter Sorgfalt und nach besten Wissen und Gewissen gestaltet. Im Hinblick auf Richtigkeit, Aktualität und Vollständigkeit der zur Verfügung gestellten Informationen kann der Autor keine Haftung übernehmen. Die Geltendmachung von Ansprüchen jeglicher Art ist ausgeschlossen.

Urheberrecht

Impressum

© Autor Dieter Röhmwohl 2020
1. Auflage
Kontakt:
Heike Baumeister
Mühlwiesenweg 1
73614 Schorndorf-Haubersbronn
Covergestaltung: Cherub

Printed in Poland
by Amazon Fulfillment
Poland Sp. z o.o., Wrocław